精密な解剖図で
カラダのしくみがよくわかる！

人体のふしぎ

The Illustrated Atlas of Human Anatomy
for Biginners

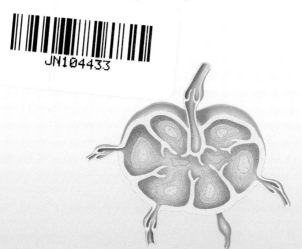

矢沢サイエンスオフィス 編著

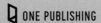 ONE PUBLISHING

はじめに

　本書は、人体の構造とはたらきについての初歩的な、しかし内容的には最新の図鑑です。

　私たち人間の体は、この宇宙で自分自身にもっとも身近な存在でありながら、宇宙そのものよりもはるかに複雑な構造と機能をそなえています。人間（および他のすべての生物）の体は、"生まれて生きて、子孫を残して死ぬ"という一見して単純な目的のために、なぜこれほど複雑、巧妙かつデリケートでなくてはならないのでしょうか?

　地球の生物は、生命誕生から38億年もの進化の歴史を刻みながら、想像を絶するほど多種多様な種を生み出してきました。私たち人間（人類＝ホモサピエンス）も、こうして進化してきた生物の最新の種の一部でしかありません。

　とはいえ人間は、他の生物と比べたとき、ひとつの際立った特徴をそなえています。それは、精神活動の場としての脳を著しく発達させていることです。もっとも、私たちの脳が物事をどのように記憶し、理解し、思考し、思い悩み、さらには記憶を失ったり心の病に陥るのか——そのしくみは21世紀のいまでもほとんど解明されてはいません。

　しかし人間を一言に集約するなら、私たちの体をつくっているすべての細胞や臓器や器官は、最終的には自らの脳のはたらきを支え続けるために存在するということはできそうです。

　そこで本書はまず人間存在そのものである脳から始め、その後に、1個の生物、ひとつの種として存続し続けるためにどんな臓器や器官が存在しかつはたらいているかを、イラストや写真を大量に使用して平易に描き出そうとしています。

　このカラフルな冊子が、人間の体のもつ精妙な構造と機能に対する読者の興味と理解を多少とも深める一助になれるなら、それはすでに本書の目的が達成されたことになります。

編著・矢沢　潔

精密な解剖図でカラダのしくみがよくわかる！

人体のふしぎ

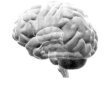

1 # 脳と神経系 12
全身に情報を伝える司令塔

2 # 心臓と循環器系 24
全身に血液を送る不眠不休の生存器官

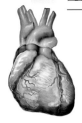

Contents

Contents

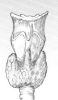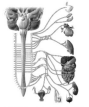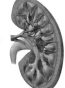
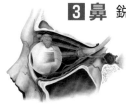

Contents

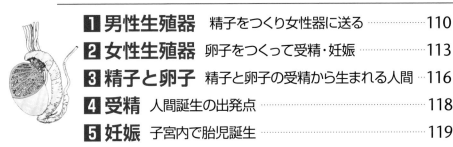
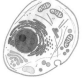

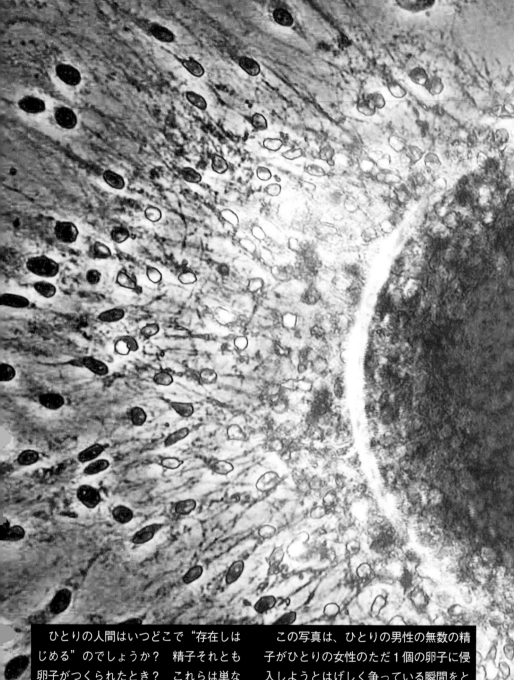

　ひとりの人間はいつどこで"存在しは
じめる"のでしょうか？　精子それとも
卵子がつくられたとき？　これらは単な
る生殖細胞にすぎません。人間のはじま
りはこれら２つの細胞、精子と卵子が結
合して受精卵となったときです。

　この写真は、ひとりの男性の無数の精
子がひとりの女性のただ１個の卵子に侵
入しようとはげしく争っている瞬間をと
らえています。人間のはじまりの直前の
姿です。

写真：Deco Images Ⅱ/Alamy Ltd.

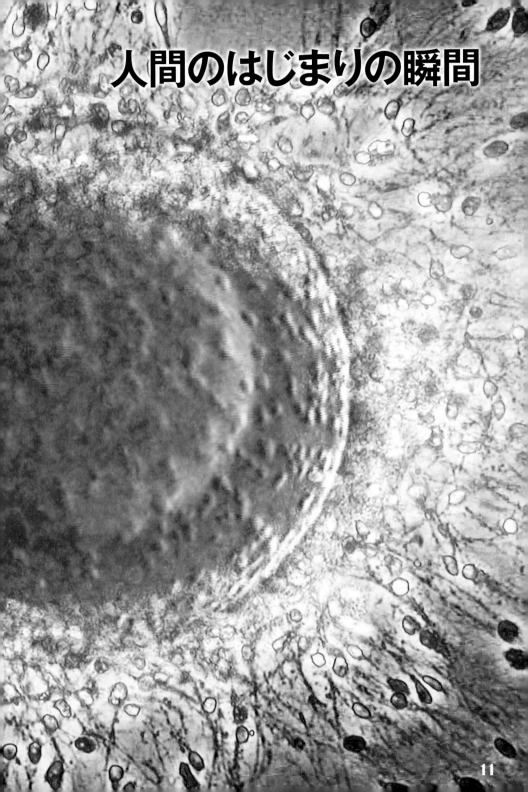

人間のはじまりの瞬間

脳と神経系

全身に情報を伝える司令塔

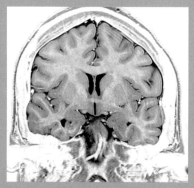

↑MRIで撮影した脳の縦断面です。左右の大脳をつなぐ脳梁が見えています。

脳の基本データ

★大きさと色　個人差が大きく、1000～2000グラムの範囲なら一般に正常です。脳の表面は灰白色、内側は褐色からピンク色で豆腐ほどのやわらかさです。

★大脳新皮質　知的活動の中心で、6層構造となっています。層ごとに神経細胞（ニューロン）の種類や大きさ、密集度等が異なります。

★脳室　脳内には脳脊髄液に満たされた空間（脳室）があります。大脳にある1対の側脳室は形態が複雑で、他の脳室とつながっています。

1 脳　人間の証明

　脳は、人間のあらゆる機能の司令塔的な存在です。重さは女性が平均1200～1300グラム、男性が1300～1400グラムで、硬い頭骨（頭蓋骨）に収められています。

　人間の脳は体重に比べてたいへん重く、人間の個としての意識をつくり出し、会話や数学などの知的活動を可能にしています。驚きや恐怖、喜びや悲しみなどの感情も脳のはたらきによって生じます。

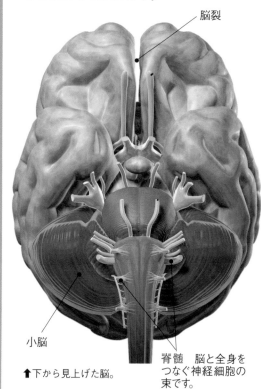

脳裂

小脳

脊髄　脳と全身をつなぐ神経細胞の束です。

↑下から見上げた脳。

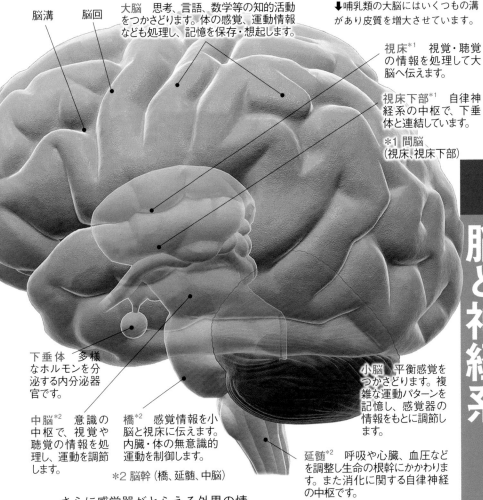

脳溝　脳回

大脳　思考、言語、数学等の知的活動をつかさどります。体の感覚、運動情報なども処理し、記憶を保存・想起します。

⬇哺乳類の大脳にはいくつもの溝があり皮質を増大させています。

視床[1]　視覚・聴覚の情報を処理して大脳へ伝えます。

視床下部[1]　自律神経系の中枢で、下垂体と連結しています。

[1] 間脳（視床、視床下部）

下垂体　多様なホルモンを分泌する内分泌器官です。

中脳[2]　意識の中枢で、視覚や聴覚の情報を処理し、運動を調節します。

橋[2]　感覚情報を小脳と視床に伝えます。内臓・体の無意識的運動を制御します。

[2] 脳幹（橋、延髄、中脳）

小脳　平衡感覚をつかさどります。複雑な運動パターンを記憶し、感覚器の情報をもとに調節します。

延髄[2]　呼吸や心臓、血圧などを調整し生命の根幹にかかわります。また消化に関する自律神経の中枢です。

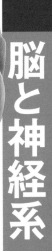

脳と神経系

　　さらに感覚器がとらえる外界の情報はすべて脳に集められ、映像や音、味、匂い、暑さ、寒さなどとして認識されます。

　　脳はまた、自分の意思によって体のさまざまな部位を動かす指令を出します。さらに自分の意思とは関係なく拍動する心臓や呼吸なども脳が制御しています（75ページの自律神経系を参照）。

脳の大きさと知能

　　脳の大きさは、平均的範囲なら知能の高さには関係しないと見られています。18世紀の解剖学者キュヴィエの脳は1860グラムもありましたが、アインシュタインの脳は1230グラム、作家のアナトール・フランスの脳は1070グラムしかありませんでした。

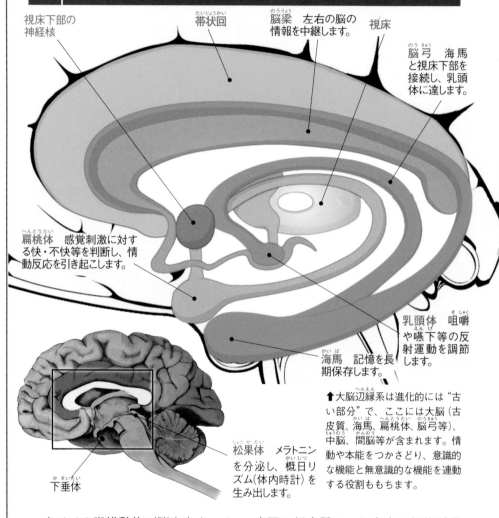

視床下部の神経核

帯状回（たいじょうかい）

脳梁（のうりょう） 左右の脳の情報を中継します。

視床

脳弓（のうきゅう） 海馬と視床下部を接続し、乳頭体に達します。

扁桃体（へんとうたい） 感覚刺激に対する快・不快等を判断し、情動反応を引き起こします。

乳頭体（にゅうとうたい） 咀嚼（そしゃく）や嚥下（えんげ）等の反射運動を調節します。

海馬（かいば） 記憶を長期保存します。

松果体（しょうかたい） メラトニンを分泌し、概日（がいじつ）リズム（体内時計）を生み出します。

下垂体（かすいたい）

↑大脳辺縁系（へんえん）は進化的には"古い部分"で、ここには大脳（古皮質、海馬（かいば）、扁桃体（へんとうたい）、脳弓（のうきゅう）等）、中脳（ちゅうのう）、間脳（かんのう）等が含まれます。情動や本能をつかさどり、意識的な機能と無意識的な機能を連動する役割ももちます。

　すべての脊椎動物が脳をもち、タコやイカ、昆虫など一部の無脊椎動物も脳をもちます。とりわけ哺乳類、なかでも人間は脳をいちじるしく進化させました。

　その大きな特徴は大脳が巨大化し、表面に新皮質という高度な知的活動を行う部分が発達したことです。魚類や両生類にも大脳はありますが、人間に比べるとはるかに小さく、新皮質はありません。爬虫類にはわずかに新皮質が生じています。

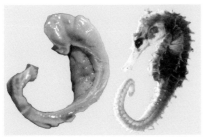
↑脳の海馬はタツノオトシゴ（海馬）によく似ています。

●他の動物の脳

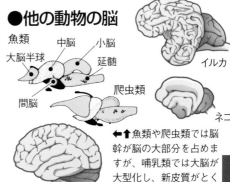

魚類
大脳半球　中脳　小脳
延髄
間脳
爬虫類
イルカ
ネコ
人間

←↑魚類や爬虫類では脳幹が脳の大部分を占めますが、哺乳類では大脳が大型化し、新皮質がとくに発達しています。

脳を守る構造

　脳は人体でもっとも重要な器官です。そのため脳は頭骨だけでなく硬膜やクモ膜にもおおわれ、さらに脳全体が脳脊髄液に浸っています。こうしたしくみにより外部から脳への衝撃は弱まります。

　また脳の血管には脳血液関門という特殊なバリアがあり、細菌や毒物などが血管から脳組織に漏れ出さないようになっています。

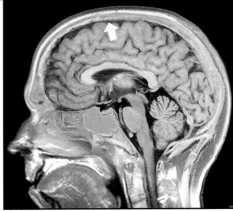
↑脳は硬膜、クモ膜、軟膜という3つの膜（合わせて髄膜）におおわれています。

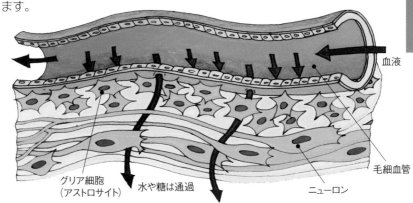
グリア細胞（アストロサイト）
水や糖は通過
ニューロン
毛細血管
血液

↑脳の血管は細胞どうしが密着し、その外側を壁が包み込んでいます。さらに脳のグリア細胞がそれらを取り囲んで防御しています。

大脳皮質は特異な性質をもちます。他の臓器や器官は、細胞や組織の性質や構造が機能に直結しています。しかし大脳皮質はどこも似た構造なのに、運動の制御や感覚の統合、高度な思考などの役割を分担しています。

大脳皮質には"可塑性"が存在します。これは脳の変化が可能なことを意味し、一部が損傷しても、適切なリハビリテーションによって別の部位が機能を代替することもあります。

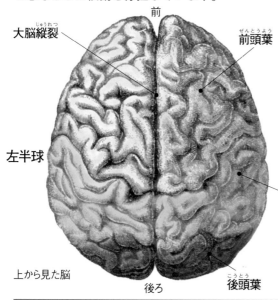

大脳縦裂

前

前頭葉

左半球

右半球

頭頂葉

上から見た脳

後ろ

後頭葉

前頭葉　知能や理性をつかさどる場所です。とくに前頭前皮質等にある統合中枢は運動や感覚等の情報を統合し、複雑な分析や未来予測を行うことができます。

ブローカ野（運動性言語中枢）言葉を話すときにはたらく部位です。

←大脳の右脳半球と左脳半球は同じ形態ですが、右脳は空間認識にすぐれ、左脳は言語能力が高いことが知られています。

脳死？それとも植物状態？

脳が機能を止めることは"死"とみなされるようになってきました。個としての思考や感覚が失われるだけでなく、生命維持に必要な機能も止まるためです。

植物状態では深い昏睡に陥りますが、生命維持に必要な脳幹ははたらいています。他方、脳死では脳波は平坦となり自発呼吸もありません。また瞳孔が開き、瞳に光を当てても瞳孔が小さくなることはありません。

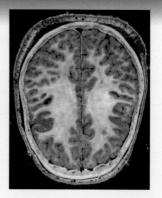

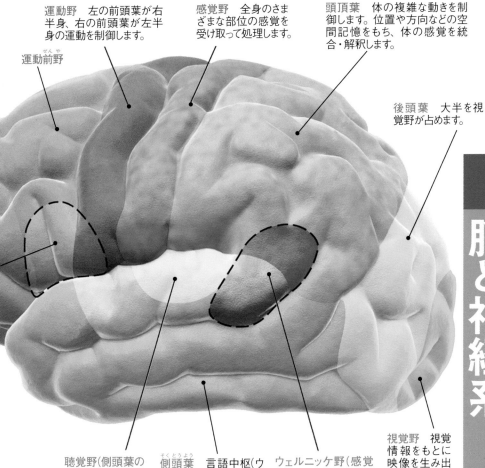

運動野　左の前頭葉が右半身、右の前頭葉が左半身の運動を制御します。

運動前野

感覚野　全身のさまざまな部位の感覚を受け取って処理します。

頭頂葉　体の複雑な動きを制御します。位置や方向などの空間記憶をもち、体の感覚を統合・解釈します。

後頭葉　大半を視覚野が占めます。

聴覚野(側頭葉の一部)　聴覚情報を処理します。

側頭葉　言語中枢(ウェルニッケ野)、聴覚、味覚をつかさどります。

ウェルニッケ野(感覚性言語中枢)　一般に左側頭葉にあり、言語を理解します。文字を読む際には側頭葉の底面も利用されます。

視覚野　視覚情報をもとに映像を生み出し、視覚記憶をつくります。

体性感覚野

運動野

←大脳皮質では、体の感覚や運動を支配する領域は体の各部の大きさには関係せず、より敏感で精密に動く部分が広くなっています。

　脳の情報処理や伝達の中心となるのは多数の神経細胞（ニューロン）です。大脳皮質には100億〜200億個、小脳には1000億個ものニューロンが存在するとされます。

　ニューロンは他の細胞とは形状が大きく異なります。典型的なニューロンは細胞体から長い軸索を伸ばし、それとは別に、より短く、枝分かれした樹状突起（じゅじょうとっき）をもちます。もっとも長い軸索は1mにも達します。

　脳のニューロンは、これらの軸索や樹状突起が互いにつながってシナプスをつくり、複雑で巧妙なネットワークをつくっています。

　脳にはほかに数種類のグリア細胞があります。グリア細胞はニューロンの成長や修復を助ける、老廃物を処理する、ニューロンの信号伝達を補助するなど多様な役割をもちます。

➡ シナプスで神経伝達物質を受け取ったニューロンは活性化し、電気信号を軸索に送り出します。軸索が髄鞘でおおわれている細胞では伝導スピードが速くなります。

細胞体
軸索から信号を受け取ります。

樹状突起
他のニューロンから信号を受け取ります。

ニューロンの基本データ

★大きさと形　細胞体の大きさは0.02〜0.1mm。軸索と多数の樹状突起をもつニューロン、軸索のないニューロン、軸索と樹状突起が1本で結ばれているニューロン等があります。脳内の樹状突起と軸索をすべてつないだ長さは100万kmに達するとされています。

★シナプス　ニューロンとニューロンの間にある数万分の1mmの隙間です。大脳のニューロン1個は平均数万のシナプスをもつとされます。

★信号　ニューロンが活性化すると、細胞膜の内部にプラスの電気をもつイオンが流入し、膜内の電圧が一瞬高まります。これが脳の電気パルスとなります。

意識はどう生まれたか？

　ニューロンのネットワークはきわめて複雑ですが、それらは物質にすぎません。ではなぜ人間は"意識"をもつのでしょうか？　まだ答えは出ていませんが、ひとつの見方は外部の脅威などに対する体の反応を、脳が恐れなどの感情として解釈するようになったとするものです。

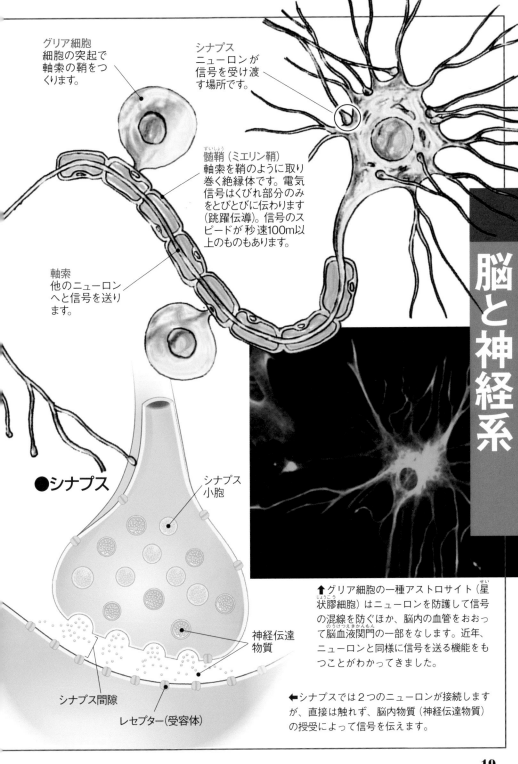

グリア細胞
細胞の突起で
軸索の鞘をつ
くります。

シナプス
ニューロンが
信号を受け渡
す場所です。

髄鞘（ミエリン鞘）
軸索を鞘のように取り
巻く絶縁体です。電気
信号はくびれ部分のみ
をとびとびに伝わります
（跳躍伝導）。信号のス
ピードが秒速100m以
上のものもあります。

軸索
他のニューロン
へと信号を送り
ます。

脳と神経系

●シナプス

シナプス
小胞

神経伝達
物質

シナプス間隙

レセプター（受容体）

↑グリア細胞の一種アストロサイト（星
状膠細胞）はニューロンを防護して信号
の混線を防ぐほか、脳内の血管をおおっ
て脳血液関門の一部をなします。近年、
ニューロンと同様に信号を送る機能をも
つことがわかってきました。

←シナプスでは２つのニューロンが接続します
が、直接は触れず、脳内物質（神経伝達物質）
の授受によって信号を伝えます。

5 神経伝達物質 信号を伝える化学物質

脳のニューロンは2つのしくみで信号を伝えます。第1はニューロンの内部で使われる電気信号、第2はニューロンどうしで用いられる化学的信号です。後者ではニューロンの軸索末端部から脳内物質（神経伝達物質）がシナプスに放出され、相手のニューロンがこれを受け取ります。

ニューロンが使用する神経伝達物質はそれぞれ異なり、アセチルコリンやドーパミン、セロトニン、ノルアドレナリンなどがあります。これらには相手のニューロンを興奮させるものと抑制するものがあります。

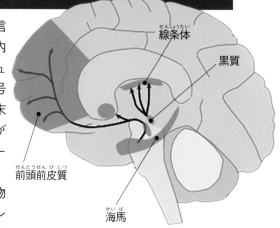

線条体（せんじょうたい）

黒質

前頭前皮質（ぜんとうぜんひしつ）

海馬（かいば）

↑ドーパミンによって興奮するニューロンの経路です。中脳にある黒質（こくしつ）などから伸びるニューロンはドーパミンによって信号を伝えます。

パーキンソン病の脳

代表的な認知症アルツハイマー病では大脳皮質や海馬（かいば）のニューロンが壊死（えし）して脳がしだいに萎縮します。しかし、体の震え、歩き方や姿勢の異常などを症状とするパーキンソン病では脳は萎縮しません。

パーキンソン病は脳の奥にある黒質のニューロンが激減することが原因とされています。そこで、このニューロンが生み出すドーパミンやそれと同じ作用をする物質を補うと症状が改善します。

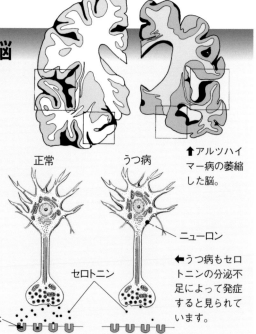

正常

うつ病

↑アルツハイマー病の萎縮した脳。

ニューロン

セロトニン

受容体

←うつ病もセロトニンの分泌不足によって発症すると見られています。

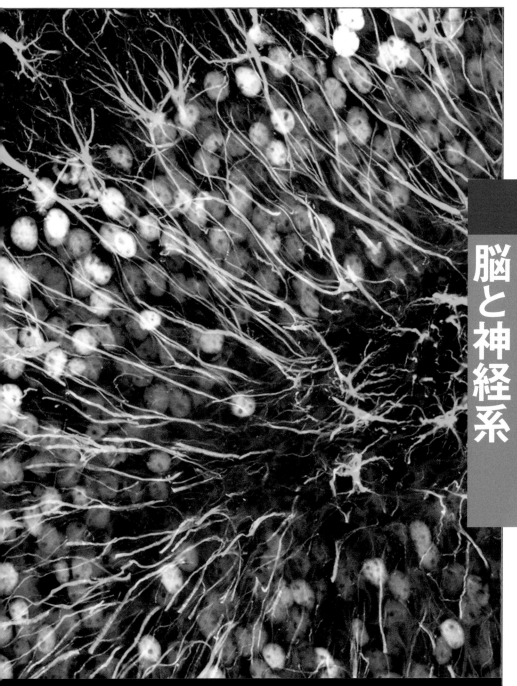

脳と神経系

↑脳内のニューロンの様子。脳の海馬などではニューロンが新生しており（赤）、グリア細胞の一種アストロサイト（緑）が新生を促しています。青は成熟したニューロンです。

6 | 脊髄と末梢神経 脳と体の情報通路

脊髄は脳と体の各部をつなぐ中継路です。脊髄は脳から直接伸びるニューロンの束からなり、背骨（脊椎）の内部を通っています。脊髄は首から腰に向かうにしたがって枝分かれし、体の各部へと伸びていきます。これらは途中でさらに細かく枝分かれして末梢神経となります。

脊髄のニューロンは大きく分けて２種類の情報を運びます。第１は体の動きについての指示で、脳から全身に発信されます。もうひとつは体の各部がとらえた手触りや痛み、寒暖等の感覚情報であり、末梢神経から脊髄を通って脳に向かいます。

脊髄

↑脊髄のニューロンの束は、脊椎をつくる椎骨の間を通って枝分かれし、分岐をくり返しながら体の各部に達します。

➡脊髄は膜に包まれた状態で脊椎の内部を通っています。硬膜と重なるクモ膜の内部は脳脊髄液で満たされています。枝分かれした脊髄神経には感覚を伝える神経と運動を支配する神経が含まれています。

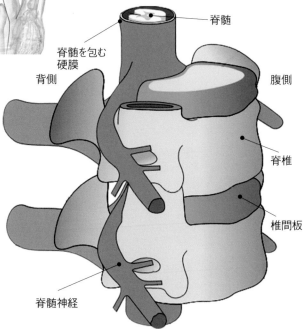

脊髄

脊髄を包む硬膜

背側

腹側

脊椎

椎間板

脊髄神経

22

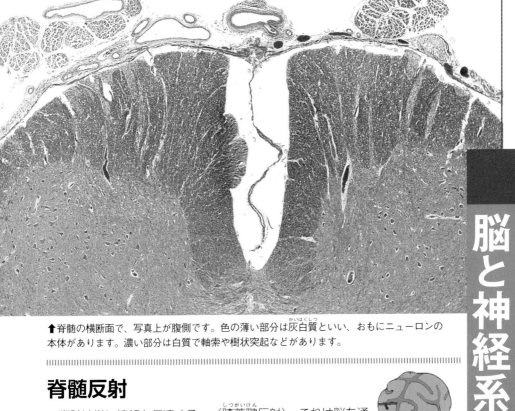

↑脊髄の横断面で、写真上が腹側です。色の薄い部分は灰白質といい、おもにニューロンの本体があります。濃い部分は白質で軸索や樹状突起などがあります。

脊髄反射

　脊髄は単に情報を伝達するだけの存在ではありません。脊髄もまた感覚情報を処理し、体の動きを指令するしくみをもちます。

　たとえば膝のやや下にある腱をたたくと脳がそれを感じる前に脚が上がっています

（膝蓋腱反射）。これは脳を通さずに脊髄から筋肉を収縮する指令が直接発せられているためです。

➡膝蓋腱反射の模式図。脳に情報が伝えられる前に体が動きます。

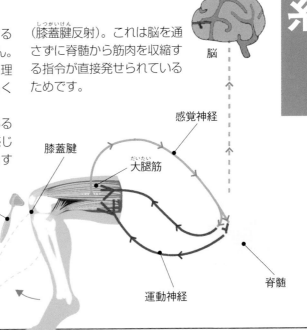

脳

感覚神経

膝蓋腱

大腿筋

刺激

運動神経

脊髄

心臓と循環器系

全身に血液を送る不眠不休の生存器官

⬇心臓の外観。内部には2対の心房と心室があります。

1 心臓
酸素と栄養の供給

　心臓はポンプのはたらきをする握りこぶしほどの大きさの筋肉質の臓器で、全身に張り巡らされた血管に血液を送り出しています。

　心臓から送られた血液（動脈血）は体のあらゆる部分に酸素と栄養素を送り届け、その後、肝臓や筋肉から

心臓の基本データ

　★大きさと形状　心臓は円錐形をさかさまにしたような形をし、大きさはその人の握りこぶしほどです。
　★心臓の動きに触れる　心臓の下部の左前方は少しとがっています（心尖）。その位置は上から5番目の肋骨の間で、胸の中央のやや左側です。ここに外から触れると心臓の拍動が感じられます。

老廃物と二酸化炭素を受け取り、静脈血となって心臓に戻ってきます。

　心臓は私たちが生まれてから死ぬまで一瞬も休みなくはたらき続け、1日に10万回も収縮と拡張をくり返します。80歳まで生きる人の心臓は一生に30億回も収縮・拡張し、2億リットル以上（小学校のプール250～300杯以上）もの血液を送り続けることになります。心臓は人体でもっとも重要な臓器のひとつで、心臓が完全に止まることは死を意味します。

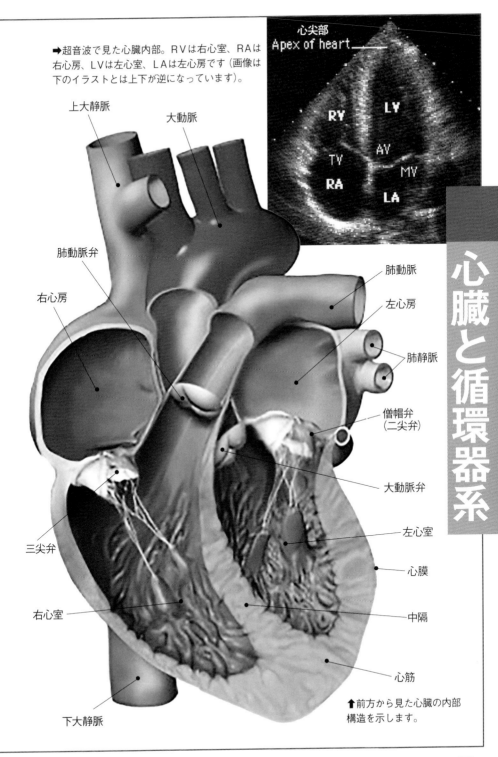

➡超音波で見た心臓内部。RVは右心室、RAは右心房、LVは左心室、LAは左心房です（画像は下のイラストとは上下が逆になっています）。

心尖部
Apex of heart

RV
LV
AV
TV
MV
RA
LA

上大静脈

大動脈

肺動脈弁

右心房

肺動脈

左心房

肺静脈

僧帽弁
（二尖弁）

大動脈弁

三尖弁

左心室

心膜

右心室

中隔

右心室

心筋

下大静脈

➡前方から見た心臓の内部構造を示します。

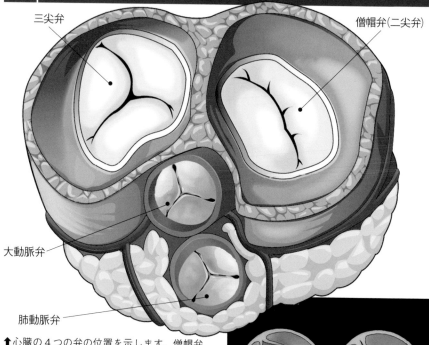

三尖弁

僧帽弁（二尖弁）

大動脈弁

肺動脈弁

⬆心臓の４つの弁の位置を示します。僧帽弁（二尖弁）と三尖弁は心房と心室の間にあり、また肺動脈弁と大動脈弁はその名のとおり、肺動脈と大動脈への出口となっています。

⬆左は心臓の弁が開いたところ、右は閉じたところを示します。

心臓には４つの部屋——左心房と左心室、および右心房と右心室——があります。そしてこれらの心房と心室の出入り口には、血液の逆流を防ぐ弁が合計４つあります。このうちの２つは心房が収縮して血液を心室へ押し出すときの出口にあり、左心室側は僧帽弁（二尖弁）、右心室側は三尖弁と呼ばれます。

別の２つの弁は心室の出口にあります。左心室から大動脈への出口の弁は大動脈弁、右心室から肺動脈への出口の弁は肺動脈弁です。

これら４つの弁は、血液が流れ出るときには開き、流れ出た血液が逆流しそうなときには閉じます。これらの弁が正しくはたらかなくなると（心臓弁膜症）血液の逆流が起こり、心臓に大きな負担がかかります。

3 | 心臓壁と心筋 一瞬も休まずはたらき続ける

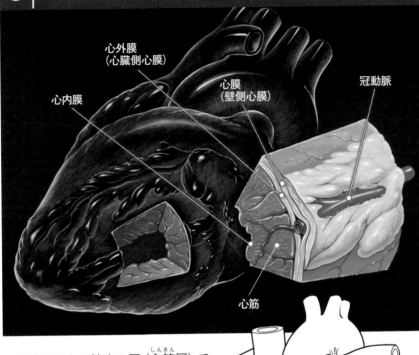

心外膜
（心臓側心膜）

心膜
（壁側心膜）

心内膜

冠動脈

心筋

心臓はおもに筋肉の層（心筋層）でできています。その外側は2層（心膜、心外膜）でおおわれ、また内側は心内膜でおおわれています。心内膜は非常にうすく、血液がスムーズに流れやすいように表面がなめらかになっています。

心臓の壁は、多数の心筋細胞が長くつながった筋線維が何層にも網目状に組み合わされてできています。なかでも全身に血液を送り出す圧力ポンプである左心室の壁はとりわけ強靭で、厚さも右心室の壁の3倍もあります。

心室の筋組織

心房の筋組織

↑心臓をつくる多数の筋肉は人間が生きているかぎり矢印の方向に収縮と弛緩をくり返しています。

27

4 冠動脈 心臓自身に栄養供給

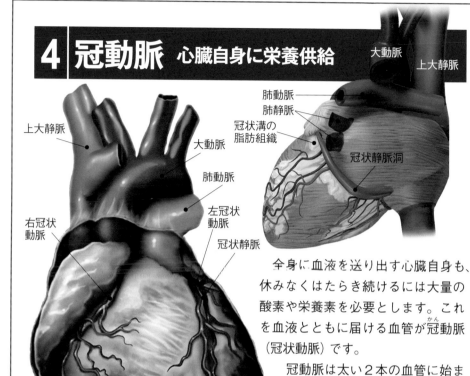

大動脈

上大静脈

肺動脈
肺静脈
冠状溝の
脂肪組織
冠状静脈洞

上大静脈
大動脈
肺動脈
左冠状動脈
冠状静脈
右冠状動脈

動脈枝

⬆心臓の壁をつくっている筋肉（心筋）は冠動脈から酸素や栄養を受け取っています。大血管は左に2本、右に1本あります。

全身に血液を送り出す心臓自身も、休みなくはたらき続けるには大量の酸素や栄養素を必要とします。これを血液とともに届ける血管が冠動脈（冠状動脈）です。

冠動脈は太い2本の血管に始まり、しだいに細く枝分かれして、心臓全体を網の目で包み込むように広がっています。冠動脈は人体の中でもっとも重要な血管で、この血管がつまるとただちに死につながります。

心筋梗塞

冠動脈の血管が硬くなったり（動脈硬化）その内部に脂肪のかたまり（血栓）がつまると、冠動脈に血液が流れにくくなり、ときには血流が完全に停止します。これを心筋梗塞と呼び、ただちに死の危険が生じます。心筋梗塞は日本人の最大の死因のひとつです。

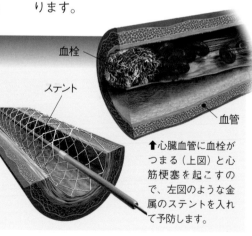

血栓
ステント
血管

⬆心臓血管に血栓がつまる（上図）と心筋梗塞を起こすので、左図のような金属のステントを入れて予防します。

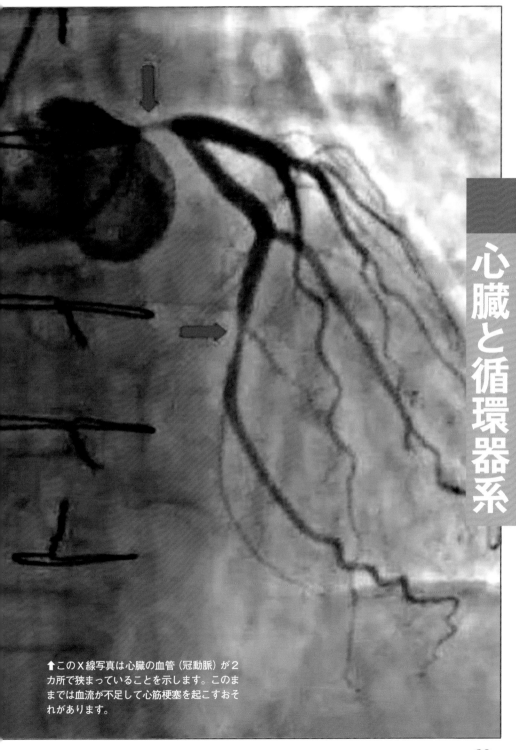

↑このＸ線写真は心臓の血管（冠動脈）が２
カ所で狭まっていることを示します。このま
までは血流が不足して心筋梗塞を起こすおそ
れがあります。

5 心臓の拍動 電気信号で動く心房と心室

　心臓は休みなくリズミカルな拍動（収縮と拡張）をくり返して血液を送り出しています。

　この拍動を引き起こすのは、心臓の上部にある非常に小さな心筋細胞の塊（洞結節）です。ここから電気信号が送られると、まず心房の筋肉が収縮します。すると心房からは新たな電気信号が特別の信号伝達の経路を通って心室に送られ、今度は心室が収縮します。こうして心房と心室が交互に収縮してポンプのはたらきをすることにより、血液が休みなく送り出されます。

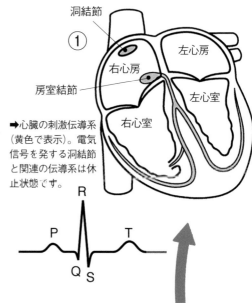

①

洞結節

左心房

右心房

房室結節

左心室

右心室

➡心臓の刺激伝導系（黄色で表示）。電気信号を発する洞結節と関連の伝導系は休止状態です。

ゾウとネズミの心臓

　心臓の拍動の速さは人間では1分間に70回ほどですが、他の動物では体の大きさによって大きく異なります。体重10～20グラムのネズミでは1分間に600～700回も拍動し、体重が2～5トンもあるゾウでは1回の拍動に3秒もかかります。

　しかしネズミの寿命は3年程度、ゾウは60～70年なので、一生の拍動数はどの動物も体の大きさほどは違わないことになります。

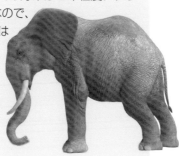

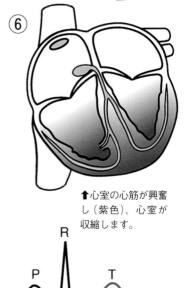

⑥

↑心室の心筋が興奮し（紫色）、心室が収縮します。

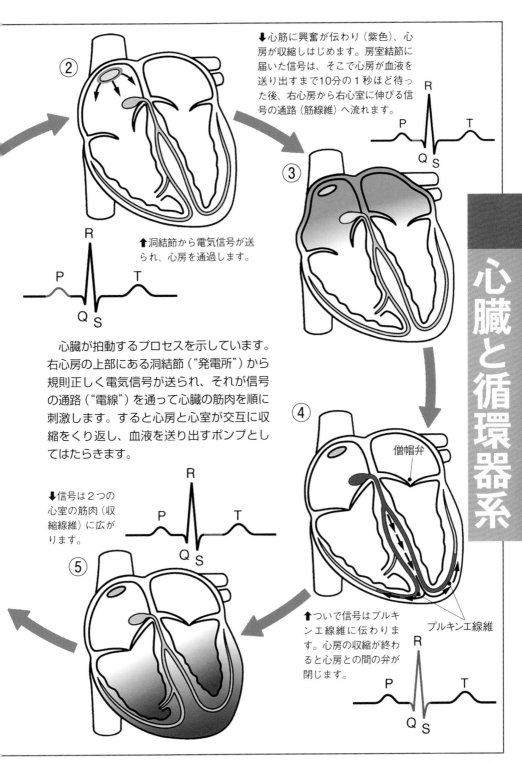

②

↓心筋に興奮が伝わり（紫色）、心房が収縮しはじめます。房室結節に届いた信号は、そこで心房が血液を送り出すまで10分の1秒ほど待った後、右心房から右心室に伸びる信号の通路（筋線維）へ流れます。

③

R
P T
Q S

↑洞結節から電気信号が送られ、心房を通過します。

R
P T
Q S

心臓が拍動するプロセスを示しています。右心房の上部にある洞結節（"発電所"）から規則正しく電気信号が送られ、それが信号の通路（"電線"）を通って心臓の筋肉を順に刺激します。すると心房と心室が交互に収縮をくり返し、血液を送り出すポンプとしてはたらきます。

④

僧帽弁

↓信号は2つの心室の筋肉（収縮線維）に広がります。

R
P T
Q S

⑤

↑ついで信号はプルキンエ線維に伝わります。心房の収縮が終わると心房との間の弁が閉じます。

プルキンエ線維

R
P T
Q S

心臓と循環器系

31

6 循環器系 全身に酸素と栄養を送る通路

循環器は、外部から摂取した酸素や栄養素を全身に運び、同時に体内で生じた二酸化炭素などの老廃物を集めて運び出す器官です。

循環器は、心臓以外のほとんどが全身に張り巡らされた血管やリンパ管（別項）などのチューブ状（管状）の器官です。そのためこれらを総称して循環器系とも呼びます。また血液を循環させるものは血管系、リンパ液を循環させるものはリンパ系ともいいます。なお血管を流れる血液には免疫作用をもつリンパ球や白血球も含まれます。

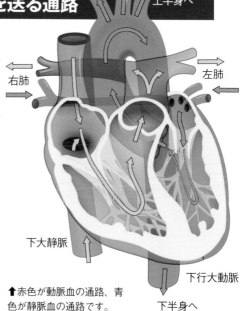

上半身へ

右肺

左肺

下大静脈

下行大動脈

下半身へ

↑赤色が動脈血の通路、青色が静脈血の通路です。

↓上図の心臓周辺を外側から見ると、動脈と静脈がこのように枝分かれしています。

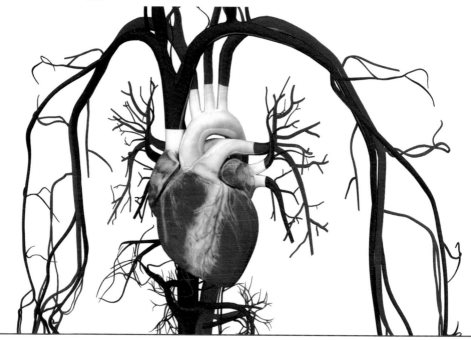

32

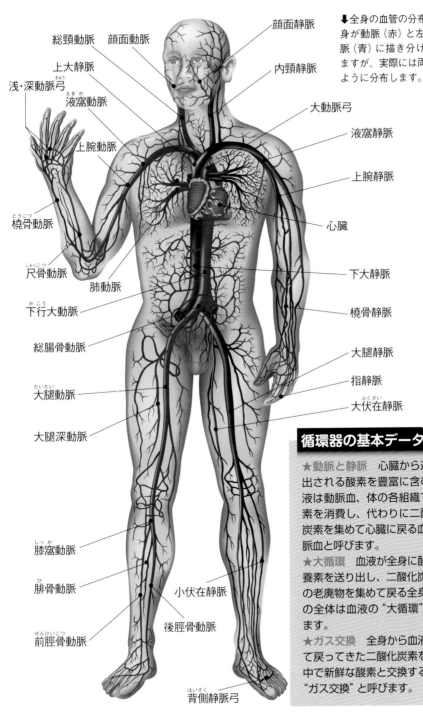

総頸動脈　顔面動脈

上大静脈

浅・深動脈弓

腋窩動脈
(えきか)

上腕動脈

橈骨動脈
(とうこつ)

尺骨動脈
(しっこつ)

肺動脈

下行大動脈
(かこう)

総腸骨動脈

大腿動脈
(だいたい)

大腿深動脈

膝窩動脈
(しっか)

腓骨動脈
(ひ)

前脛骨動脈
(ぜんけいこつ)

顔面静脈

内頸静脈

大動脈弓

腋窩静脈

上腕静脈

心臓

下大静脈

橈骨静脈

大腿静脈

指静脈

大伏在静脈
(ふくざい)

小伏在静脈

後脛骨動脈

背側静脈弓
(はいそく)

↓全身の血管の分布図。右半身が動脈（赤）と左半身が静脈（青）に描き分けられていますが、実際には両者が同じように分布します。

心臓と循環器系

循環器の基本データ

★動脈と静脈　心臓から送り出される酸素を豊富に含む血液は動脈血、体の各組織で酸素を消費し、代わりに二酸化炭素を集めて心臓に戻る血液は静脈血と呼びます。

★大循環　血液が全身に酸素や栄養素を送り出し、二酸化炭素などの老廃物を集めて戻る全身の流れの全体は血液の"大循環"といいます。

★ガス交換　全身から血液が集めて戻ってきた二酸化炭素を、肺の中で新鮮な酸素と交換することを"ガス交換"と呼びます。

7 動脈と静脈 血液の往き帰り輸送路

血管は全身にくまなく張り巡らされており、成人ではその総延長は10万kmにも達するとされています。

このチューブ状の血液輸送路は、大きく①動脈、②静脈、そして③毛細血管に分けることができます。

心臓の左心室から送り出される酸素を多く含む血液の通り道が動脈、全身から二酸化炭素などの老廃物を集めて戻ってくる血液の通路が静脈、そしてこの両者を結ぶ網目状の細い通路が毛細血管です。

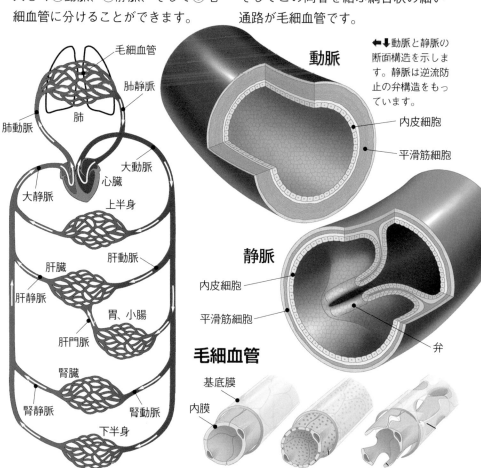

動脈

←↓動脈と静脈の断面構造を示します。静脈は逆流防止の弁構造をもっています。

内皮細胞

平滑筋細胞

静脈

内皮細胞

平滑筋細胞

弁

毛細血管

基底膜

内膜

毛細血管
肺静脈
肺動脈
肺
毛細血管
肺動脈
肺
大動脈
心臓
大静脈
上半身
肝動脈
肝臓
肝静脈
胃、小腸
肝門脈
腎臓
腎静脈
腎動脈
下半身

↑血液の全身循環を単純化して表しています。血管が動脈と静脈、それに毛細血管からなることがわかります。

↑毛細血管は3種類に分けられます。左は血管壁の透過性が低い連続型毛細血管（脳血管など）、中央は小腸などに見られる多少の透過性をもつ有窓型、右は大きな透過性をもつ洞様血管（肝臓など）です。

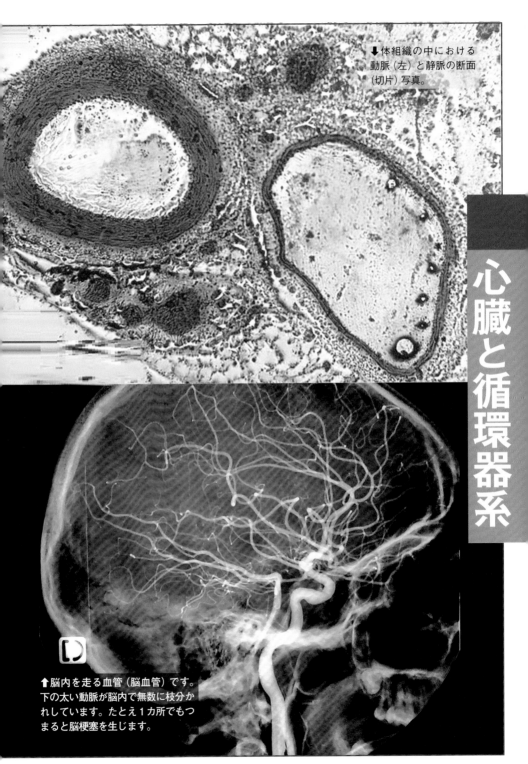

↓体組織の中における
動脈（左）と静脈の断面
（切片）写真。

↑脳内を走る血管（脳血管）です。
下の太い動脈が脳内で無数に枝分か
れしています。たとえ1カ所でもつ
まると脳梗塞を生じます。

血液と免疫系

3

酸素や栄養を運び、体内をパトロールする

海綿質

関節軟骨

骨端線

骨髄

黄色骨髄

骨膜

動脈

1 血液
1分で全身を1周

人間の体内にはすみずみまで血液が流れています。その量は成人で体重の約8％とされ、体重65kgなら5リットルほどです。

血液は体をつくる40兆個もの細胞に酸素や栄養素、ホルモン等を運び、同時に老廃物や二酸化炭素などの不要な物質を回収しながら、約1分間で体全体を1周します。

血液のおもな成分は、さまざまな種類の血球と血漿（けっしょう）（うすい黄色の液体）です。血球は酸素を運ぶ赤血球、

↑血球は骨の内部にある骨髄というスポンジ状の組織でつくられます。骨髄にはすべての血球のもとになる造血幹細胞（ぞうけつかんさいぼう）が豊富に存在します。

血液の基本データ

★外観　動脈血は明赤色、静脈血は暗赤色。ねばり（粘性）は水の5倍です。
★成分　血漿が45〜65％、血球（赤血球、白血球、血小板）が35〜55％です。血球の99.9％が赤血球です。
★特徴　物質の運搬と、筋肉が生み出す熱を全身に分配する役割をもちます。

体内に侵入した病原体を排除する白血球、それに血液を凝固させる血小板の3種類に大別できます。

＊豆知識　すべての脊椎動物に骨髄があるわけではなく、両生類や魚類などは腎臓や脾臓などで血球を生産します。

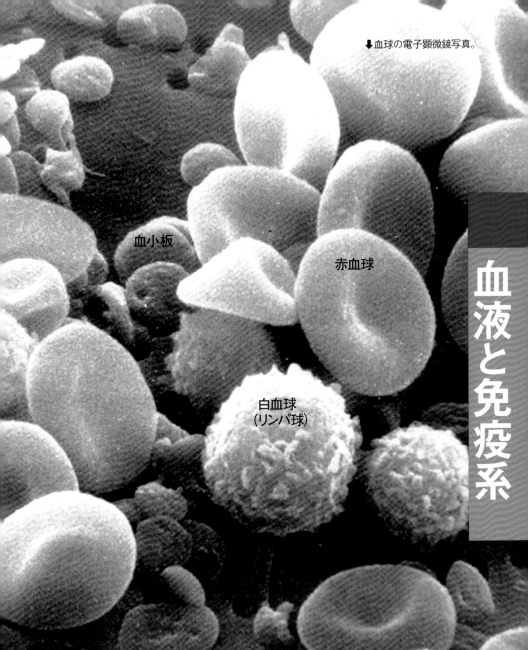

↓血球の電子顕微鏡写真。

血小板

赤血球

白血球
(リンパ球)

＊豆知識　赤血球は中央がへこん
だ円盤状の細胞ですが、遺伝子
DNAを含む染色体はもちません。
寿命は120日ほどです。

血液と免疫系

2 赤血球 圧倒的な血液成分

　血液中の細胞成分の99.9％は赤血球が占めています。

　1個の赤血球はヘモグロビンと呼ばれるたんぱく質を約3000億個ももっています。ヘモグロビンは暗赤色の分子ですが、ヘモグロビン内の鉄が酸素と結合すると明るい赤色になります。そのため、酸素を豊富に含む動脈血は鮮やかな赤色ですが静脈血は赤茶色に見えるのです。ヘモグロビンは二酸化炭素の一部も運搬しています。

赤血球

➡赤血球は距離にして1000kmほど体内を流れると老化し、脾臓などに存在するマクロファージ（貪食細胞）にのみこまれてしまいます。

白血球

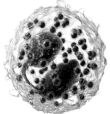

好酸球

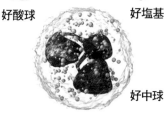

好塩基球

好中球

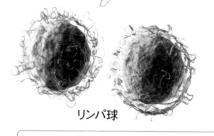

単球

リンパ球

⬆白血球には好中球や好酸球、リンパ球、単球などがあります。このうち単球はもっとも大きな血球で、一部は病原体や不要な細胞をのみこむマクロファージへと分化します。

＊豆知識　血漿の成分はおもに水で、その中にナトリウムやカリウムなどの電解質、栄養素、たんぱく質、老廃物などが溶け込んでいます。

↑免疫細胞の一種
リンパ球。

血小板

➡血管が傷つくとその壁に血小板が
付着します。このとき血小板は活性
化して多数の"脚"を出すとともに
血小板を集める物質を放出し、傷口
を一時的にふさぎます。ついで血管
壁と血液を固める物質(フィブリノ
ーゲン)が反応して細かい網目状に
なり、血小板やさまざまな細胞をか
らめとって傷口をふさぎます。1マ
イクロリットルの血液には10万〜
40万個の血小板が存在します。

通常の血小板

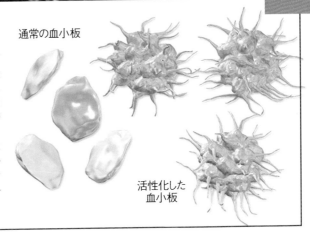

活性化した
血小板

3 リンパ液 リンパ管で全身の巡回

　リンパ液の通り道であるリンパ管は、血管と同じく体全体に張り巡らされています。しかしリンパ系には、心臓のようなリンパ液を押し出す強力なポンプはありません。リンパ管自体が収縮・弛緩をくり返したり、周辺の筋肉や臓器が動くことによって、リンパ液は流れます。

　うす黄色のリンパ液は、毛細血管から血管壁を通って全身の組織へしみ出します。1日にしみ出す量（20〜40リットル）の約10〜20%がリンパ管に入り、残りは血管に戻ります。

　リンパ系は、リンパ管のほかにリンパ組織やリンパ節、脾臓や胸腺などのリンパ器官から構成されます。このうちリンパ節は全身に300〜600個ほどあり、体内に侵入した病原体や毒物を取り除くフィルターの役割を果たしています。

リンパ液の基本データ

★外観と量　血漿によく似たうす黄色の液体です。1日に平均3〜4リットルのリンパ液がリンパ管に入ります。組織を満たす液体と成分はほぼ同じです。
★成分　血漿、マクロファージ、リンパ球（B細胞、T細胞、ナチュラルキラー〈NK〉細胞）などです。体内のリンパ球の数は約1兆個です。
★特徴　血液の量を一定に保ち、また脂肪を回収・運搬します。リンパ液内のリンパ球は免疫の中心的存在です。

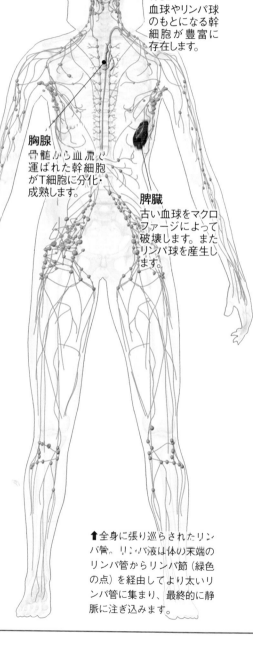

骨髄
血球やリンパ球のもとになる幹細胞が豊富に存在します。

胸腺
骨髄から血流で運ばれた幹細胞がT細胞に分化・成熟します。

脾臓
古い血球をマクロファージによって破壊します。またリンパ球を産生します。

⬆全身に張り巡らされたリンパ管。リンパ液は体の末端のリンパ管からリンパ節（緑色の点）を経由してより太いリンパ管に集まり、最終的に静脈に注ぎ込みます。

40

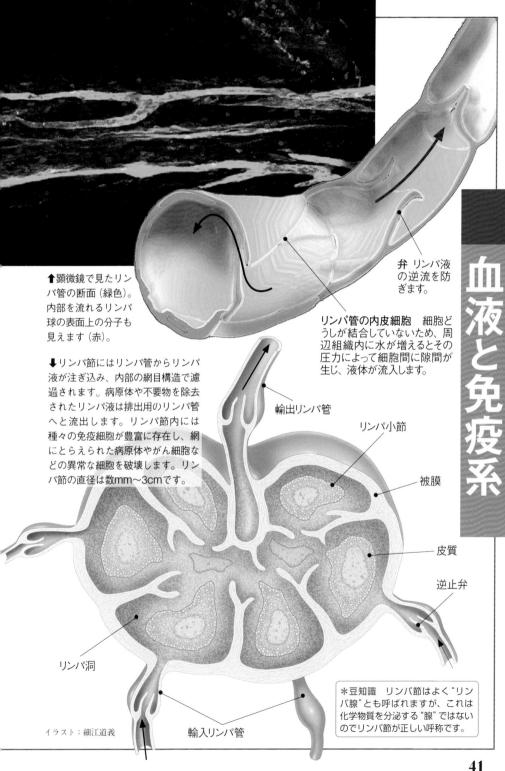

↑顕微鏡で見たリンパ管の断面（緑色）。内部を流れるリンパ球の表面上の分子も見えます（赤）。

↓リンパ節にはリンパ管からリンパ液が注ぎ込み、内部の網目構造で濾過されます。病原体や不要物を除去されたリンパ液は排出用のリンパ管へと流出します。リンパ節内には種々の免疫細胞が豊富に存在し、網にとらえられた病原体やがん細胞などの異常な細胞を破壊します。リンパ節の直径は数mm〜3cmです。

弁 リンパ液の逆流を防ぎます。

リンパ管の内皮細胞 細胞どうしが結合していないため、周辺組織内に水が増えるとその圧力によって細胞間に隙間が生じ、液体が流入します。

輸出リンパ管

リンパ小節

被膜

皮質

逆止弁

リンパ洞

輸入リンパ管

＊豆知識 リンパ節はよく“リンパ腺”とも呼ばれますが、これは化学物質を分泌する“腺”ではないのでリンパ節が正しい呼称です。

イラスト：細江道義

41

4 免疫 病原体や毒素を攻撃

　私たちの体内にはたえず細菌やウイルスなどの病原体や毒素が侵入します。これらの敵から身を守る防御システムが免疫です。

　リンパ球などの免疫細胞はつねに体内をパトロールし、さまざまな方法で敵を攻撃します。たとえばマクロファージや枝状の突起をもつ樹状細胞は、敵を見つけるとそれを捕食して分解します。そして敵の一部（抗原）を細胞表面に示すことで、他の免疫細胞に敵の特徴を知らせます。すると他の免疫細胞が活性化し、敵に対抗する物質（抗体）や敵を破壊するたんぱく質を放出します。

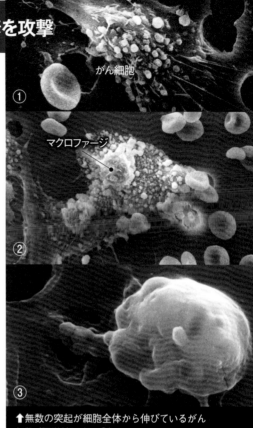

がん細胞

①

マクロファージ

②

③

↑無数の突起が細胞全体から伸びているがん細胞（顕微鏡写真。①）。ここにマクロファージが集まって毒素を注入するとがん細胞は突起が消えて形が丸くなります（②）。ついでマクロファージはがん細胞と融合します（③）。

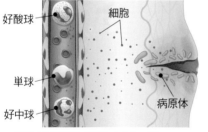

好酸球
細胞
単球
好中球
病原体

①体内に病原体が侵入すると、傷ついた細胞や感染した細胞が異常を知らせる信号を分泌します。

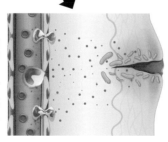

②毛細血管内の白血球（好酸球、単球、好中球等）が信号を受け取り、血管外に向かいます。

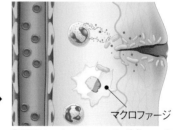

マクロファージ

③単球はマクロファージに分化し、病原体をのみ込みます。好酸球や好中球は化学物質を放出して病原体を攻撃します。病原体を細胞内に直接取り込むこともあります。

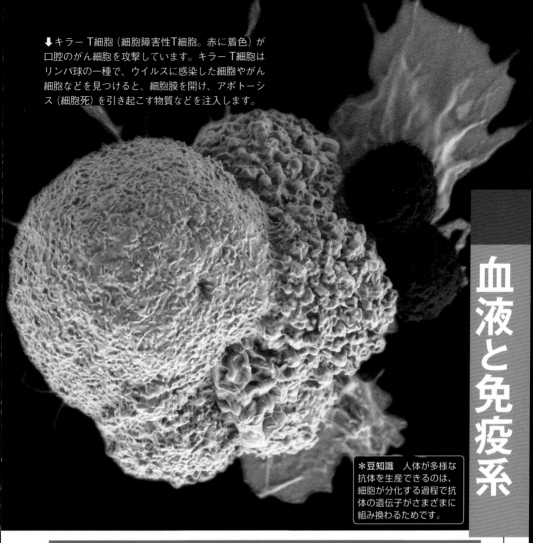

↓キラーＴ細胞（細胞障害性Ｔ細胞。赤に着色）が口腔のがん細胞を攻撃しています。キラーＴ細胞はリンパ球の一種で、ウイルスに感染した細胞やがん細胞などを見つけると、細胞膜を開け、アポトーシス（細胞死）を引き起こす物質などを注入します。

＊豆知識　人体が多様な抗体を生産できるのは、細胞が分化する過程で抗体の遺伝子がさまざまに組み換わるためです。

抗原と抗体

　体内に病原体や毒素などの敵（抗原）が侵入すると、リンパ球の一種Ｂ細胞が抗体を大量に生産します。抗体は抗原に結合し、免疫細胞が敵を攻撃するための目印となります。

　抗原と抗体は鍵と鍵穴の関係にあり、ひとつの抗体は特定の抗原にのみ結合します。人間の免疫システムはどんな抗原にも対抗できるよう、１兆種類もの抗体を生産できるとされています。

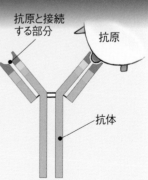

抗原と接続する部分

抗原

抗体

肺と呼吸器系

巧妙なガス交換システム

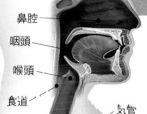

4

鼻腔
咽頭
喉頭
食道
気管
右肺
左肺
気管支
肺胞
上肺葉
中肺葉
下肺葉
細気管支

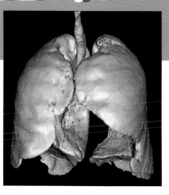

➡肺全体を見ると左肺が右肺より小さいことがわかります。

↑口や鼻から入った空気は咽喉部でひとつになり、ついで食道と枝分かれした気管と気管支を通って肺に達します。

肺の基本データ

★肺の位置　横隔膜と肋間筋に囲まれた胸郭の中にあり、表面を漿膜と胸膜がおおっています。これら2枚の膜は両端が連続しており、内部を漿液が満たしています。

★肺胞　肺胞の数は3億個にのぼり、全体の表面積は60平方m、すなわちバドミントンコートに近い大きさです。

1 肺 酸素と二酸化炭素を交換

　肺は人間が呼吸するための中心的な器官で、呼吸によって空気中から酸素を体内に取り込み、同時に体内の老廃物である二酸化炭素を空気中に排出します。

　この器官は胸の内部で左右2つに分かれ、右の肺はさらに3つの肺葉に、またやや小さい左の肺は2つの肺葉に分かれます。左肺が小さいのは心臓が左寄りに位置するためです。

　肺の重さは男性で約1000g、女性で900gほどあり、内部はおもに空気が通る気道と血管からなります。気道と血管は肺胞（右ページ図）で接し、そこで酸素と二酸化炭素のガス交換を行っています。

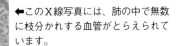

←このＸ線写真には、肺の中で無数に枝分かれする血管がとらえられています。

↓密集したブドウの房のような形の肺胞は肺の体積の85％ほどを占めます。すべての肺胞に毛細血管がつながっています。

心臓

酸素を取り込んだ血液が心臓へ流れる ↑

心臓から送り出された血液が肺胞へ流れる ↓

細気管支

肺胞

毛細血管

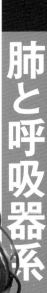

ガス交換のしくみ

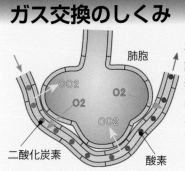

肺胞

CO2 O2

O2

CO2

二酸化炭素

酸素

肺胞は両肺合わせて３億個もあり、それぞれ毛細血管に囲まれています。臓器や器官の代謝によって放出され血液中に入った二酸化炭素は、血管壁と肺胞の膜を通って肺胞内に排出されます。逆に空気中から肺胞に吸い込まれた酸素はここで毛細血管の血液に混じります。すると血液中の赤血球がこの酸素と結合し、全身に酸素を送り出します。

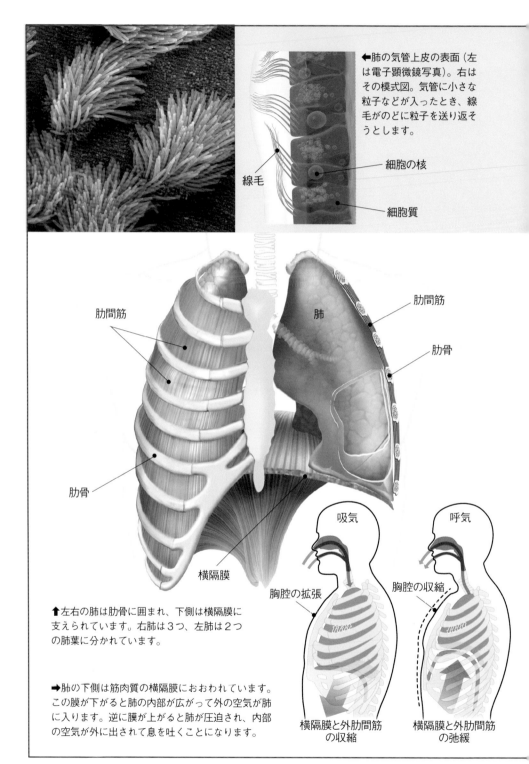

←肺の気管上皮の表面（左は電子顕微鏡写真）。右はその模式図。気管に小さな粒子などが入ったとき、線毛がのどに粒子を送り返そうとします。

線毛

細胞の核

細胞質

肋間筋

肺

肋間筋

肋骨

肋骨

横隔膜

吸気

呼気

胸腔の拡張

胸腔の収縮

横隔膜と外肋間筋の収縮

横隔膜と外肋間筋の弛緩

↑左右の肺は肋骨に囲まれ、下側は横隔膜に支えられています。右肺は3つ、左肺は2つの肺葉に分かれています。

➡肺の下側は筋肉質の横隔膜におおわれています。この膜が下がると肺の内部が広がって外の空気が肺に入ります。逆に膜が上がると肺が圧迫され、内部の空気が外に出されて息を吐くことになります。

2 咽頭と喉頭 のどの通り道の案内役

　人間が呼吸したり食べ物を食べると、それらが肺や食道に行き着くためにはのどを通らねばなりません。そこでのどには、空気と食べ物を分けて通す特別の構造があります。それが咽頭と喉頭です。

　咽頭は鼻の奥と食道の入り口をつなぐ筋肉の管です。一方、喉頭はのどの下の"のどぼとけ"のあたりにある呼吸器の一部で、食べ物が通るときには閉じる構造となっています。

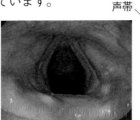

鼻腔

上咽頭
中咽頭
下咽頭

梨状陥凹（り じょうかんおう）

声帯

喉頭蓋（がい）

食道

気管

肺と呼吸器系

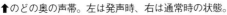

↑のどの奥の声帯。左は発声時、右は通常時の状態。

咽頭と喉頭の基本データ

★大きさと外形　成人の咽頭は長さ12〜15cmの筋肉質の管です。
★位置　咽頭は鼻腔の奥と食道の間をつないでいます。
★喉頭の別の役割　喉頭の下には声を出す声帯があります。
★空気と食べ物　食べ物は咽頭から食道に入り、喉頭は通りません。喉頭に食べ物が入ると気管がつまってむせたり呼吸困難となります。

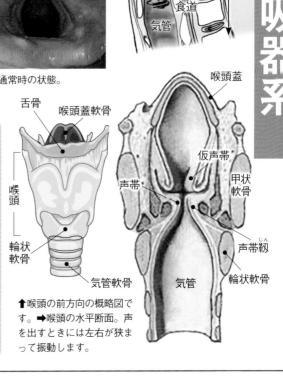

舌骨
喉頭蓋軟骨
喉頭蓋

喉頭

仮声帯
声帯
甲状軟骨

輪状軟骨

声帯靱（じん）

気管軟骨

輪状軟骨

気管

↑喉頭の前方向の概略図です。➡喉頭の水平断面。声を出すときには左右が狭まって振動します。

47

人体のふしぎ

口腔と歯と舌 5

食物をかみ砕いて味わう
消化器の入り口

1 口腔 体内が外部と最初に接する

　口腔(こうこう)とは口からのどまでの空洞、つまり口の中を意味し、医学界では"こうくう"と呼びます。具体的には歯茎、顎、口蓋、頬、口腔粘膜、唾液腺を含めた呼称です。

　口腔は消化管の最初の部分であり、口から入れた食物をのどへと送り込むための構造をそなえています。またここは呼吸器の末端でもあり、鼻

口腔の基本データ

★口腔の定義　生物の口とは、顔の全面にあり顎関節の補助によって開閉する開口部をさし、全体が粘膜におおわれています。

★口腔の筋肉　食物を取り込んだり咀嚼したりするため口腔の周辺は筋肉が発達しています。

★口腔の異変　口腔内に異変があるとすぐに生活に影響が出ます。たとえば歯茎の病気で歯を失った高齢者は口臭がひどくなり、痴呆が速く進むとされています。

鼻腔
硬口蓋
口蓋扁桃(へんとう)
上唇
口蓋垂(すい)
下唇
舌体
喉頭蓋(こうとうがい)
歯肉
舌扁桃
下顎骨(かがく)
舌骨

↑頭部の断面図。口腔は口からのどに至る空洞を指します。口腔内では舌や歯が食物の消化や会話を補助します。

腔や咽頭に直接連なってもいます。

　口腔には舌や歯があり、これらを併用して食物を噛み切ったり咀嚼(そしゃく)したりもします。さらに私たちが声を出したり会話するときには発声器・補助気道としてもはたらきます。

　このように口腔は体内器官が外部に接する最初の場所であるため、食物や水分とともに異物や細菌が入り込みやすい性質ももっています。

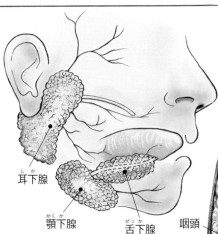

耳下腺（じか）

顎下腺（がくか）　舌下腺（ぜっか）

⬆口腔の周囲には３つの唾液腺があり、１日に１〜1.5リットルの唾液を分泌します。

➡口腔を全開したときの正面図です。口の奥の中央上から垂れているのは口蓋垂（のどちんこなどと通称）で、話すときに口蓋垂が縮んで鼻の中の空洞が閉じ、音を響きやすくするといわれています。

「歯科」と「口腔外科」

　口の中に問題が生じたときには、歯科と口腔外科のどちらに行くべきか迷います。

　一般的な歯科は、おもに虫歯や歯周病を治療したいときに受診します。これら以外の疾患や異常が生じたときは、総合病院などの口腔外科を受診することになります。

　たとえば顎の骨に埋まった歯（埋伏歯（まいふくし））を除去する、顎関節を動かすと痛む（顎関節症）、口腔粘膜に異常がある（口内炎、水疱など）、口腔内を傷つけた、食物の味がふだんと違ったり味がしない（味覚障害）などは口腔外科の治療対象です。

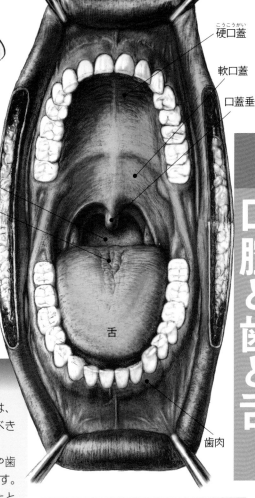

硬口蓋（こうこうがい）

軟口蓋

口蓋垂

咽頭

舌根（ぜっこん）

舌

歯肉

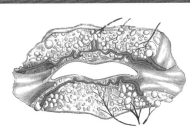

⬆唇の内部の血管（赤色、動脈）と神経（黒）の分布を示しています。

歯 食べ物を最初に咀嚼する

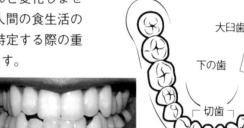

切歯
犬歯
小臼歯
大臼歯
上の歯

永久歯

　歯は人体をつくる組織の中でもっとも硬い器官です。その役割は、食べ物を食べたときに最初に咀嚼してのどを通りやすくなるまで噛み砕き、その後に続く胃などの消化器官が消化しやすいようにすることです。

　歯は口腔の上顎と下顎に強く固定されており、上下の歯を噛み合わせることによって、かなり硬い植物性の食物なども噛み切ったり噛み砕いたりすることができます。

　このように硬い歯は人間が死んだ後でも長い年月ほとんど変化しません。そのため大昔の人間の食生活の推定や遺体の人物を特定する際の重要な手がかりとなります。

上の歯

乳歯

下の歯

➡永久歯は大きく切歯、犬歯、小臼歯、大臼歯の４種類に分けられ、それぞれの役割をもっています。

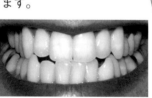

永久歯

大臼歯
下の歯
切歯
小臼歯
犬歯

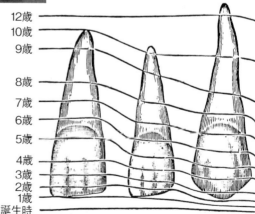

歯の基本データ

★特徴　歯が顎の骨に固く結合しているのは人間などの哺乳類の特徴です。
★乳歯と永久歯　人間の歯には乳歯と永久歯の２組があります。ネズミなどのげっ歯類では１組の歯が一生伸び続け、サメでは２週間に１組ずつ新しい歯がつくられていきます。
★歯の本数　現代人の乳歯は上下合わせて20本、永久歯に変わると28本になります（親知らずを含めると32本）。

12歳
10歳
9歳
8歳
7歳
6歳
5歳
4歳
3歳
2歳
1歳
誕生時

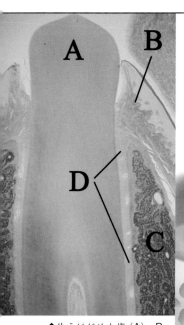

A

B

D

C

↑生えはじめた歯（A）。B
は歯肉、Cは歯槽骨、Dは
歯根膜（歯周靱帯）。歯根
膜は歯と歯槽骨をつなぎ、
噛む力を調節する役割があ
ります。

➡歯の断面。外側は人体で
もっとも硬いエナメル質、
その下は象牙質。中心部は
空洞で血管と神経が通って
います。

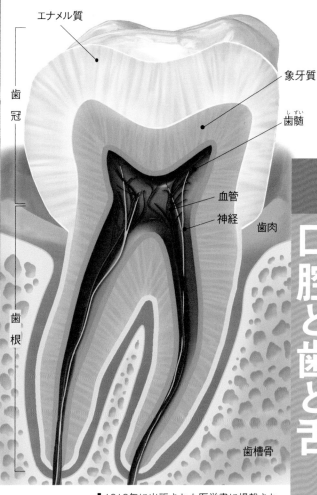

エナメル質

象牙質

歯髄

血管

神経

歯肉

歯冠

歯根

歯槽骨

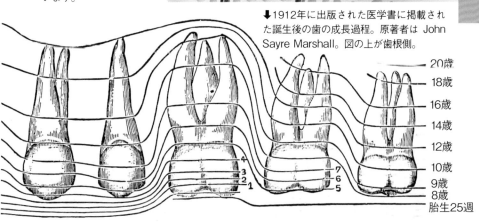

↓1912年に出版された医学書に掲載され
た誕生後の歯の成長過程。原著者は John
Sayre Marshall。図の上が歯根側。

20歳
18歳
16歳
14歳
12歳
10歳
9歳
8歳
胎生25週

4
3
2
1

7
6
5

3 舌 自在に動き、味を感じとる

　舌は口の中に突起状に伸びる筋肉質の器官です。自分の意思で筋肉を自在に動かして形や位置をコントロールできるので、食物を食べるときや言葉を話すときなどに重要な役割を発揮します。

　さらに舌は、その表面が乳頭という無数の小さな突起におおわれています。乳頭には味蕾という味を感じる感覚器があります。つまり舌は消化器、運動器、感覚器という3つの機能をもちます。

　舌は胎児のときに、舌先からのど元までの部分と舌のつけ根（舌根）とが別々に発生します。そのため、成長するとそれらは一体化するものの、内部構造はまったく異なります。

➡舌はよく発達した筋肉質の器官で、全体に多数の血管や神経が張り巡らされています。

舌の基本データ

★舌の表面　表面は口腔の中と同じように粘膜でおおわれています。

★舌の筋肉　舌の内部は多数の横紋筋がつまって"舌筋群"をなしています。これらの末端は下顎骨や舌骨に結合しています。

★分泌腺　舌の表面のすぐ下には舌腺などの小さな唾液腺が散在しており、たえず唾液を分泌しています。

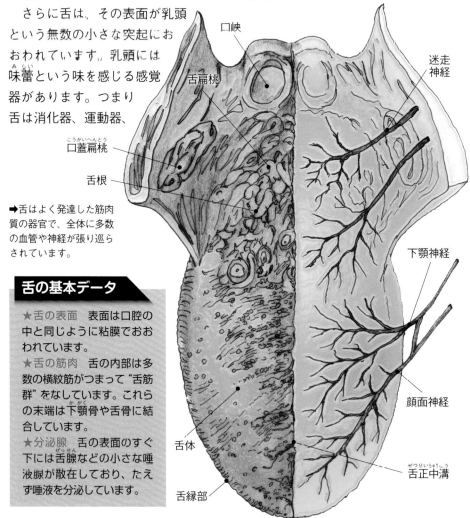

口峡
舌扁桃
口蓋扁桃（こうがいへんとう）
舌根
迷走神経
下顎神経
顔面神経
舌体
舌縁部
舌正中溝（ぜつせいちゅうこう）

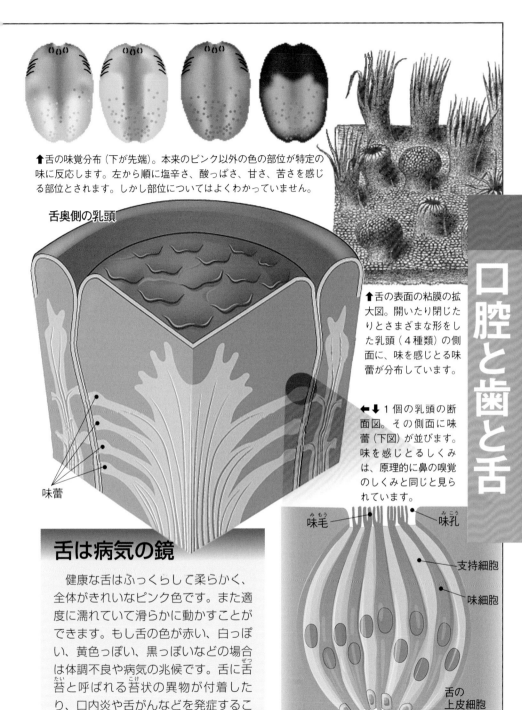

⬆舌の味覚分布（下が先端）。本来のピンク以外の色の部位が特定の味に反応します。左から順に塩辛さ、酸っぱさ、甘さ、苦さを感じる部位とされます。しかし部位についてはよくわかっていません。

舌奥側の乳頭

⬆舌の表面の粘膜の拡大図。開いたり閉じたりとさまざまな形をした乳頭（４種類）の側面に、味を感じとる味蕾が分布しています。

⬅⬇ １個の乳頭の断面図。その側面に味蕾（下図）が並びます。味を感じとるしくみは、原理的に鼻の嗅覚のしくみと同じと見られています。

味蕾

味毛 （み もう）

味孔 （み こう）

支持細胞

味細胞

舌の上皮細胞

神経線維

舌は病気の鏡

　健康な舌はふっくらして柔らかく、全体がきれいなピンク色です。また適度に濡れていて滑らかに動かすことができます。もし舌の色が赤い、白っぽい、黄色っぽい、黒っぽいなどの場合は体調不良や病気の兆候です。舌に舌苔（ぜつ たい）と呼ばれる苔状の異物が付着したり、口内炎や舌がん（こ け）などを発症することもあります。

食道と胃

食物を殺菌する強固な砦

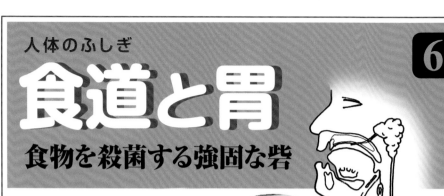

1 食道
食物を胃に運ぶ通路

　食道は、口で咀嚼された食物を胃に運ぶ器官です。

　のどの奥に食物が達すると食道入口の括約筋がゆるみ、食物は食道に入ります。すると、食道の筋肉が収縮と弛緩をくり返す蠕動運動を行い、食物を先へと押しやります。食道をつくっている筋肉は消化管の中でもっとも発達しています。

　食道の出口（胃の入口）にあたる噴門はふだんは閉じており、食物が

輪状筋層
食道
内腔
胃
縦状筋層
肝臓
胆嚢

↑消化器の前半部（口腔から小腸の上部まで）と食道の断面（左上）。食道の内面には縦にひだがあり、食物が通るときにはひだが広がります。

食道の基本データ

★大きさと外形　長さ20〜25cm、直径1.5〜2cmの管。大きな食物が通るときは最大3.5cmまでふくらみます。
★位置　首の下部から腹部に位置し、気管と脊椎に挟まれています。
★特徴　食道の筋肉は上部が骨格筋、中程は骨格筋と平滑筋、下部が平滑筋からなります。いずれも内臓反射によって動き、自分の意志で動かすことはできません。

やって来たときのみ開いて胃に食物を通します。食道が蠕動運動を行うため、食道に入った食物は前方へのみ進み、逆流することはありません。逆立ちしながら食事をしても食物は胃におさまります。

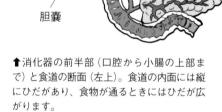

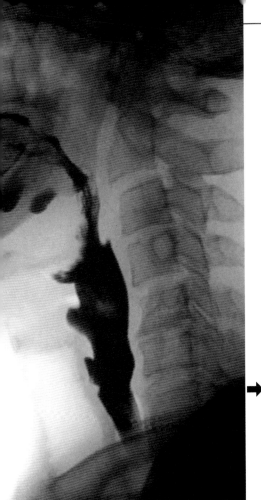

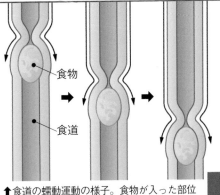

↑食道の蠕動運動の様子。食物が入った部位の筋肉が弛緩し、後ろ側の筋肉は収縮します。これをくり返すことで食物は先へと押し出されます。

食物

食道

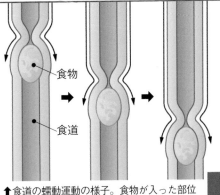

むせない理由

　のどには食道だけでなく気管もつながっているのに、食物が気管に入らないのはなぜでしょうか？
　これは固形物や液体がのどの奥に達すると、気管のふた（喉頭蓋）が反射的に閉じるためです。高齢になるとこの反射機能が十分にはたらかず、気管に食物や飲料が入ってむせたり、肺炎になることもあります（嚥下性肺炎）。

↑検査用のバリウム（X線を通さず白く見える）が蠕動運動によって食道を通り抜けました。

2 | 胃　食物をやわらかくする

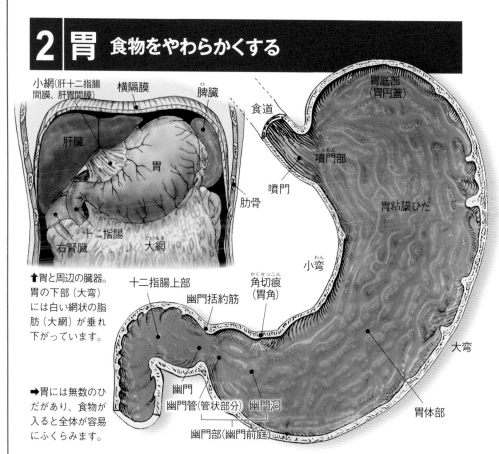

小網(肝十二指腸間膜、肝胃間膜)　横隔膜　脾臓

肝臓　胃

十二指腸　右腎臓　大網　肋骨

↑胃と周辺の臓器。胃の下部（大弯）には白い網状の脂肪（大網）が垂れ下がっています。

食道　胃底部(胃円蓋)　噴門部　噴門　胃粘膜ひだ　小弯

十二指腸上部　角切痕(胃角)　幽門括約筋　大弯　胃体部

幽門　幽門管(管状部分)　幽門洞　幽門部(幽門前庭)

➡胃には無数のひだがあり、食物が入ると全体が容易にふくらみます。

　胃は食物を一時的に貯え、消化の初期段階として食物を砕く臓器です。

　食道から胃に入った食物は、胃の蠕動運動によって胃壁から分泌される胃液と混ぜられ、徐々にやわらかくなります（機械的消化）。食物が十分にかき混ぜられてスープ状になると、胃の出口である幽門が開き、胃の内容物を少しずつ十二指腸を介して小腸に送り出します。

　胃液には消化酵素や胃内因子（ビタミンB12の吸収に必要）、粘液、ホルモンなどのほか、塩酸も含まれます。そのため胃液は強い酸性（pH1〜2）で、食物を殺菌します。

胃の基本データ

★大きさと形　食物が入っていないときは管状に収縮しています。食物が入ると長さ30cm、直径は最大12〜15cmにふくらみます。
★位置　肩甲骨の下から骨盤の上あたりまでに収まっています。
★特徴　食物の貯蔵、機械的消化、たんぱく質等の分解、殺菌を行います。

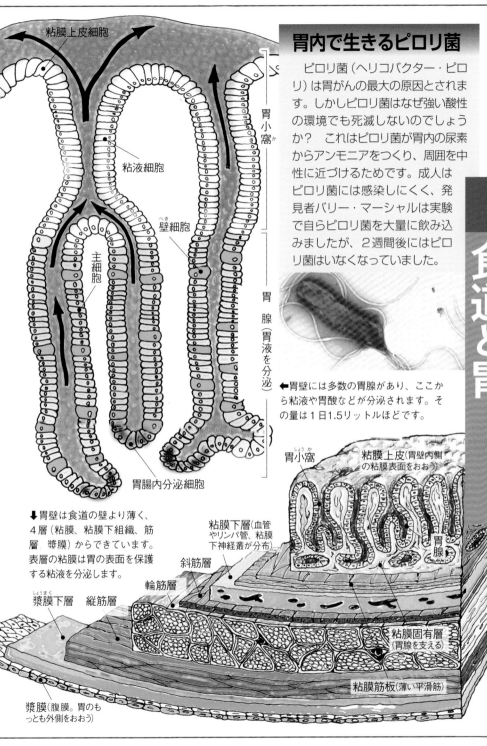

粘膜上皮細胞

胃小窩_か

粘液細胞

<ruby>壁<rt>へき</rt></ruby>細胞

主細胞

胃腺（胃液を分泌）

胃腸内分泌細胞

胃内で生きるピロリ菌

　ピロリ菌（ヘリコバクター・ピロリ）は胃がんの最大の原因とされます。しかしピロリ菌はなぜ強い酸性の環境でも死滅しないのでしょうか？　これはピロリ菌が胃内の尿素からアンモニアをつくり、周囲を中性に近づけるためです。成人はピロリ菌には感染しにくく、発見者バリー・マーシャルは実験で自らピロリ菌を大量に飲み込みましたが、2週間後にはピロリ菌はいなくなっていました。

←胃壁には多数の胃腺があり、ここから粘液や胃酸などが分泌されます。その量は1日1.5リットルほどです。

↓胃壁は食道の壁より薄く、4層（粘膜、粘膜下組織、筋層、漿膜）からできています。表層の粘膜は胃の表面を保護する粘液を分泌します。

胃小窩_{しょうか}

粘膜上皮（胃壁内側の粘膜表面をおおう）

粘膜下層（血管やリンパ管、粘膜下神経叢が分布）

斜筋層

輪筋層

胃腺

粘膜固有層（胃腺を支える）

粘膜筋板（薄い平滑筋）

<ruby>漿膜<rt>しょうまく</rt></ruby>下層　縦筋層

漿膜（腹膜。胃のもっとも外側をおおう）

小腸と大腸と肛門

栄養を吸収する細菌共生器官

7

1 小腸 消化管のうち最長の腸管

　小腸は食物の栄養素を吸収する臓器で、下腹部に複雑に折りたたまれた状態で存在します。その長さは成人で5〜7mに達します。

　胃で溶かされた食物が小腸に少しずつ送り込まれると小腸は活発に動きはじめ、食物を前方へ少しずつ移動させます。これにタイミングを合わせて消化酵素を含んだ膵液や胆汁が小腸に流れ込み、また小腸自身も消化酵素やホルモンを含む粘液を分

小腸の基本データ

★大きさと形　細い管状の臓器で長さは5〜7mです。太さは胃の近くで3〜4cm、大腸の近くでは2〜3cmです。
★位置　下腹部の広い領域に存在し、腸間膜によって背側の体壁に固定されています。
★特徴　栄養を吸収する臓器で、内壁のひだと絨毛が表面積を広くしています。

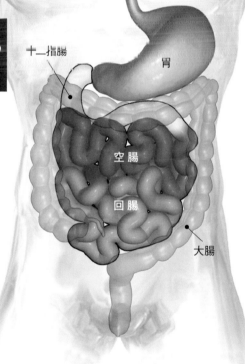

十二指腸

胃

空腸

回腸

大腸

⬆小腸は十二指腸、空腸、回腸に分けることができます。

泌します。

　この粘液はアルカリ性で、胃の中で胃酸と混じり合った食物はここで中和されるため、胃酸によって小腸の壁が傷つくことはありません。

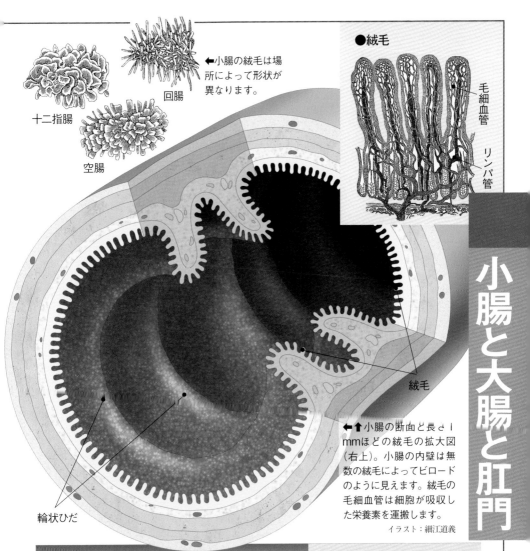

●絨毛

毛細血管

リンパ管

←小腸の絨毛は場
所によって形状が
異なります。

回腸

十二指腸

空腸

絨毛

輪状ひだ

←↑小腸の断面と長さ１
mmほどの絨毛の拡大図
（右上）。小腸の内壁は無
数の絨毛によってビロード
のように見えます。絨毛の
毛細血管は細胞が吸収し
た栄養素を運搬します。

イラスト：細江道義

栄養を吸収する絨毛

　小腸を特徴づけるのは、多数の輪状ひだと内
壁にぎっしり並ぶ突起（絨毛）です。顕微鏡で
観察すると、絨毛の細胞の表面にはさらに細い
微絨毛（じゅうもう）が生えています。これらがあるため、小
腸の表面積はテニスコート１面分にあたる200
平方mにも達します。小腸はこの広い内壁によ
り、消化酵素で分解された栄養素を効率よく吸
収することができます。

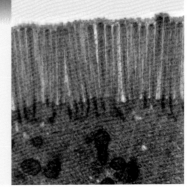

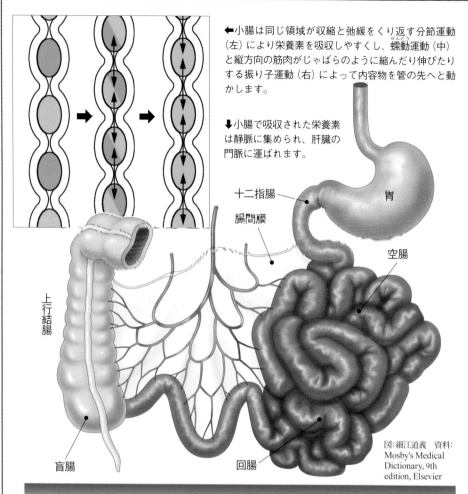

←小腸は同じ領域が収縮と弛緩をくり返す分節運動（左）により栄養素を吸収しやすくし、蠕動運動（中）と縦方向の筋肉がじゃばらのように縮んだり伸びたりする振り子運動（右）によって内容物を管の先へと動かします。

↓小腸で吸収された栄養素は静脈に集められ、肝臓の門脈に運ばれます。

十二指腸

腸間膜

胃

空腸

上行結腸

盲腸

回腸

図：細江道義　資料：Mosby's Medical Dictionary, 9th edition, Elsevier

小腸はなぜがんにならないか？

　同じ消化器でも、食道や胃、大腸、肝臓などの臓器にはがんが発生します。しかし小腸がんはあまり耳にしません。小腸にはたえず食物が流れ込み、その中にはいわゆる発がん物質も混じることがあるのになぜでしょうか？

　考えられるひとつの理由は、小腸の壁に食物が触れる時間が胃や大腸に比べて短いからです。１回の食事で胃には数時間、大腸には８〜10時間も内容物がとどまりますが、大腸の数倍も長い小腸は３〜６時間で通過します。

　また小腸にはリンパ組織が多く、とくに回腸にはリンパ組織が大きな塊状になった集合リンパ小節がいくつもあります。これらに存在する免疫細胞が細菌や初期のがん細胞を殺すと見られています。

2 | 大腸 細菌と共生する最後の消化管

⬇食物の残渣は回盲弁を通して盲腸に入り、その後少しずつ水分や電解質が吸収されます。ただし食物等の水分の90%は小腸が吸収し、大腸が吸収する水分は10%程度です。

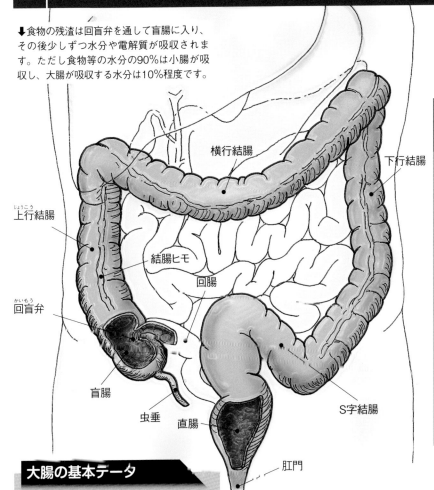

横行結腸

下行結腸

上行結腸

結腸ヒモ

回腸

かいもう
回盲弁

盲腸

虫垂

直腸

S字結腸

肛門

小腸と大腸と肛門

大腸の基本データ

★大きさと外形　長さ1.5m、直径5〜8cmで、入口部分がもっとも太く、出口に向けて細くなります。
★位置　下腹部で小腸を取り巻いています。
★特徴　水分や電解質を吸収し、腸内細菌がビタミン類を生産します。リンパ組織の80%が腸にあり、腸管粘膜で免疫グロブリンを生産しています。

大腸は消化管の最後の領域です。その役割は、小腸から押し出されてきた食物の残渣（ざんさ）から水分と電解質（カリウムやナトリウムなど）を吸収し、この残渣を固めて便にすることです。大腸はまた、腸内細菌の力を借りてビタミンを生成しています。

61

大腸は盲腸と結腸、それに直腸に分けることができます。盲腸は下部が袋状で、先端に長さ6〜9cmほどの虫垂が伸びています。

大腸には縦方向に結腸ヒモという筋肉が3本あり、大腸を縮めています。そのため大腸の外側には結腸膨起（ぼうき）というふくらみが並んでいます。

➡直腸は伸縮性に富む臓器です（右写真）。⬇結腸の内部には多数のひだが不規則に走り、また結腸ヒモによって結腸の壁が縮められて半月ひだが生じています（下図）。

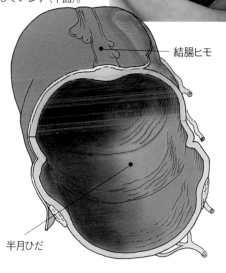

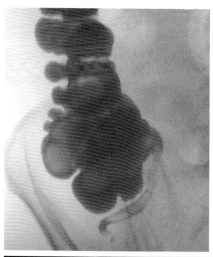

結腸ヒモ

半月ひだ

←袋状の盲腸と虫垂（細い部分）。虫垂の内壁にはリンパ小節が密集し、病原体などと闘う生体防御の役割をもちます。

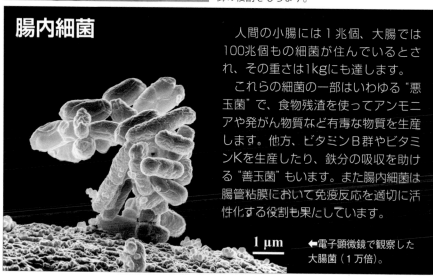

腸内細菌

人間の小腸には1兆個、大腸では100兆個もの細菌が住んでいるとされ、その重さは1kgにも達します。

これらの細菌の一部はいわゆる“悪玉菌”で、食物残渣を使ってアンモニアや発がん物質など有毒な物質を生産します。他方、ビタミンB群やビタミンKを生産したり、鉄分の吸収を助ける“善玉菌”もいます。また腸内細菌は腸管粘膜において免疫反応を適切に活性化する役割も果たしています。

1 µm

←電子顕微鏡で観察した大腸菌（1万倍）。

3 肛門　消化管の終点

　肛門は直腸の出口で、消化管の終点です。

　胃や十二指腸に食物などの内容物が入ると大腸に強い蠕動運動が起こり、内容物が直腸にむかって移動し

ます（大食塊移動）。こうして直腸に内容物が入ると便意が生じます。

　肛門には2つの括約筋（内肛門括約筋と外肛門括約筋）があり、便の排出を調整します。

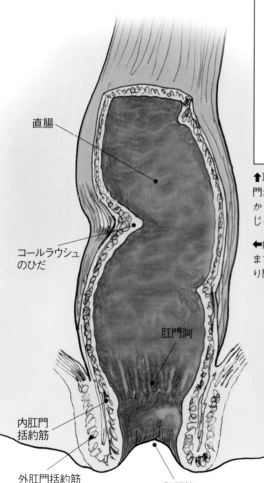

- 直腸
- コールラウシュのひだ
- 肛門洞
- 内肛門括約筋
- 外肛門括約筋
- 肛門管

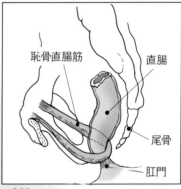

- 恥骨直腸筋
- 直腸
- 尾骨
- 肛門

↑恥骨直腸筋などの筋肉は、排便の際に肛門が体外に押し出されないよう肛門を前後から支えています。恥骨直腸筋は肛門を閉じる外肛門括約筋の一部でもあります。

←内肛門括約筋は直腸に便が入るとゆるみますが、外肛門括約筋は意識してゆるめたり閉じたりできます。

肛門の基本データ

★大きさと形　長さ3cmほどの管で筋肉の輪に取り巻かれており、伸縮性に富みます。

★特徴　内部に縦方向のひだがあります。内部の粘膜は体外に近づくにつれ皮膚に移行します。

★病気　粘膜下にある毛細血管の集まり（静脈叢）がふくらんで痔核ができることがあります。ウイルス感染等による肛門がんもまれに見られます。

肝臓

人体の巨大な化学工場

肝臓は人体で最大の臓器（皮膚を除く）で、重さはその人の体格によって1〜1.5kgほどあります。肝臓は腹部右上の肋骨の下に位置し、その上の胸腔（肺）との間は筋肉質の横隔膜で仕切られています。

肝臓は大きいだけでなくその機能もきわめて多岐にわたります。代表的な役割は代謝、解毒、排出、体液の恒常性の維持（一定の状態を保つ）などで、くわしく見ると500種類ものはたらきをもつとされます。

↑肝臓の水平断面。胸のすぐ下で頑丈な肋骨に囲まれた最大の臓器です。

（図中ラベル：肝臓／胃／脾臓／脊椎）

肝臓の基本データ

★血液の流入　血液は肝動脈と門脈から肝臓に流入し、肝静脈から外部に流出します。このうち門脈は小腸で吸収された栄養素などを肝臓に運びます。

★4分割　人体最大の臓器で、外から見ると右葉と左葉、さらに方形葉、尾状葉の4つに分かれますが、機能はどれも基本的に同じです。

★造血作用　何らかの傷害で骨髄が造血（血球の生産）できなくなったとき、肝臓が代わりに造血することがあります。

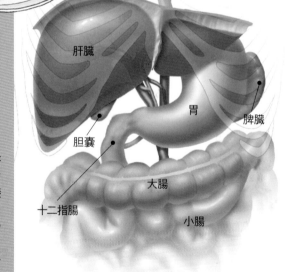

↑体の正面から見た肝臓の位置。右に胃が、その下部には大腸と小腸が配置されています。

（図中ラベル：肝臓／胃／脾臓／胆囊／大腸／十二指腸／小腸）

静脈　動脈　肝鎌状間膜　横隔膜

肝静脈

右葉　左葉

左肝管

動脈

肝動脈

↑肝臓の透視図。肝臓は門脈が運んできた血液中の毒物や不要物を分解します。また糖をグリコーゲンに変えて蓄え、血液凝固に必要な物質やコレステロール（ホルモンの材料）などを生産します。

総肝管

胆嚢　総胆管

門脈

右肝管

肝臓

肝静脈　尾状葉　下大静脈

門脈

方形葉

胆嚢

↑肝臓の下側には肝静脈、門脈、胆嚢が見えます。

↑下部に鉄が過剰に蓄積した肝臓（肝炎の一種）です。

　また1日に600ccほどの胆汁を生成して胆嚢に蓄えたのち、十二指腸に分泌して消化を助けてもいます。

　このようにきわめて複雑な役割を担っているため、肝臓が十分にはたらかなくなったときにその機能を代替できる"人工肝臓"はありません。その場合は健康な人の肝臓の一部を移植するか（67ページコラム参照）、肝臓をつくっている肝細胞と人工肝臓装置を組み合わせて、最小限のはたらきを保つことになります。

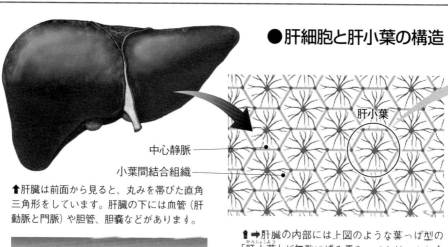

●肝細胞と肝小葉の構造

肝小葉

中心静脈

小葉間結合組織

⬆肝臓は前面から見ると、丸みを帯びた直角三角形をしています。肝臓の下には血管（肝動脈と門脈）や胆管、胆嚢などがあります。

⬆➡肝臓の内部には上図のような葉っぱ型の「肝小葉（かんしょうよう）」が無数に積み重なっており、それらが集まって大きな葉（右葉と左葉）をつくっています。血液は周囲から肝小葉に入り、類洞（るいどう）を通って中心静脈から外にでます。

便が褐色の理由

健康な人の便は褐色（黄土色〜茶褐色）です。これは、食べ物が胃から出て十二指腸を通過するときに、肝臓でつくられた褐色の胆汁と混じるためです。便の色が灰色や赤色、黒色などの場合は健康上の問題が生じている可能性があります。

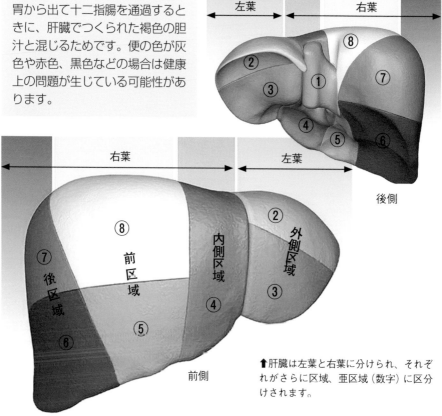

左葉　　右葉

後側

右葉　　左葉

前側

⬆肝臓は左葉と右葉に分けられ、それぞれがさらに区域、亜区域（数字）に区分けされます。

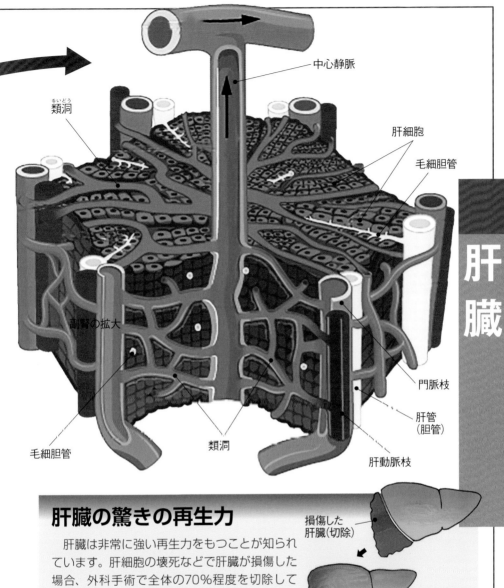

中心静脈

類洞
（るいどう）

肝細胞

毛細胆管

副腎の拡大

門脈枝

肝管
（胆管）

毛細胆管

類洞

肝動脈枝

肝
臓

肝臓の驚きの再生力

　肝臓は非常に強い再生力をもつことが知られ
ています。肝細胞の壊死などで肝臓が損傷した
場合、外科手術で全体の70％程度を切除して
も、数カ月でもとの大きさに戻り、機能も回復
します。

　この再生力を利用すると、健康な人の肝臓の一
部を切除して肝臓病患者に移植し（生体肝移植と
いいます）、機能を回復させることができます。
ただし提供者が健康で、患者と血液型などの条
件が適合していなくてはなりません。

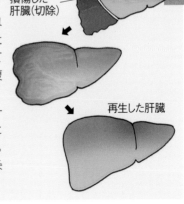

損傷した
肝臓（切除）

再生した肝臓

人体のふしぎ

膵臓と胆嚢

9

ホルモンや酵素を
分解・貯蔵・濃縮する

1 膵臓
消化を助ける膵液分泌

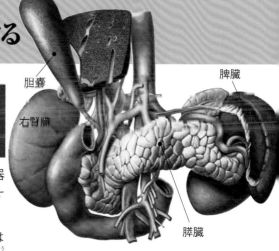

胆嚢　脾臓　右腎臓　膵臓

　膵臓は、膵液を分泌する外分泌器官ですが、同時にホルモンを分泌する内分泌器官でもあります。

　トウガラシに似た形をした膵臓は多数の小葉に分かれています。各小葉はおもに腺房細胞からなり、ところどころに内分泌細胞が集まった小さな塊（ランゲルハンス島）があります。腺房細胞は食物中の脂肪やたんぱく質などの栄養素を分解する消化酵素を含む膵液を分泌します。

↑膵臓は十二指腸の湾曲した部分に囲まれています。

　膵液は膵管で集められ、十二指腸乳頭から小腸に注ぎ込まれます。小腸は膵液中の消化酵素のはたらきにより、栄養素を吸収することができます。

膵臓の基本データ

★大きさと形　長さ13〜16cm、幅3〜5cm、厚さ2〜3cmの細長いトウガラシ型で、重さは70〜80グラムです。
★位置　胃の後ろ側にあり、十二指腸側から脾臓へと伸びています。
★膵液中の酵素　トリプシノーゲン（たんぱく質を分解するトリプシンに変化）、脂肪を分解するリパーゼ、炭水化物を分解するアミラーゼ等が含まれます。

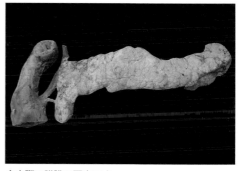

↑実際の膵臓の写真です。

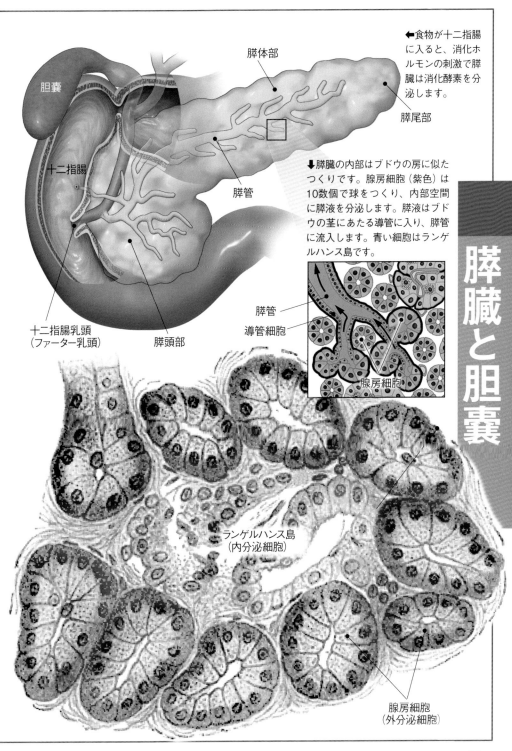

膵体部

←食物が十二指腸に入ると、消化ホルモンの刺激で膵臓は消化酵素を分泌します。

胆囊

膵尾部

十二指腸

膵管

↓膵臓の内部はブドウの房に似たつくりです。腺房細胞（紫色）は10数個で球をつくり、内部空間に膵液を分泌します。膵液はブドウの茎にあたる導管に入り、膵管に流入します。青い細胞はランゲルハンス島です。

膵管

導管細胞

腺房細胞

十二指腸乳頭
（ファーター乳頭）

膵頭部

ランゲルハンス島
（内分泌細胞）

腺房細胞
（外分泌細胞）

69

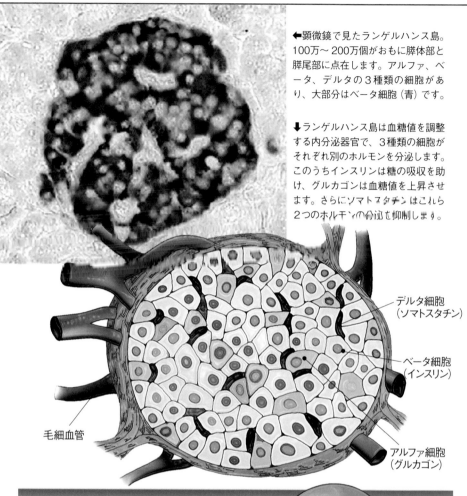

←顕微鏡で見たランゲルハンス島。100万〜200万個がおもに膵体部と膵尾部に点在します。アルファ、ベータ、デルタの3種類の細胞があり、大部分はベータ細胞（青）です。

⬇ランゲルハンス島は血糖値を調整する内分泌器官で、3種類の細胞がそれぞれ別のホルモンを分泌します。このうちインスリンは糖の吸収を助け、グルカゴンは血糖値を上昇させます。さらにソマトスタチンはこれら2つのホルモンの分泌を抑制します。

デルタ細胞
（ソマトスタチン）

ベータ細胞
（インスリン）

毛細血管

アルファ細胞
（グルカゴン）

インスリンと糖尿病

　食事をとると膵臓はインスリンを分泌します。このホルモンの刺激により全身の細胞は血液中の糖を取り込みます。肥満や運動不足などで細胞がインスリンの信号に反応しにくくなったり、インスリンが十分に分泌されなかったりすると、血液中の糖が取り込めず、糖尿病になります。

　日本人は欧米人に比べてインスリンの分泌量が少なく、糖尿病になりやすいといわれます。

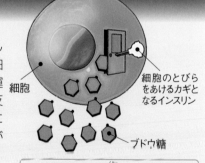

細胞

細胞のとびら
をあけるカギと
なるインスリン

ブドウ糖

＊豆知識　平安時代に位人臣を極め、「この世をばわが世とぞ思ふ望月の欠けたることもなしと思へば」と詠んだ藤原道長は糖尿病の合併症で死んだと見られています。

2 胆嚢 胆汁を保存する袋

胆嚢は胆汁を濃縮・保存する袋状の臓器です。肝臓でつくられた胆汁は胆管を通って一部は胆嚢に入ります。残りの胆汁は直接、総胆管に流れ込みます。総胆管は小腸の手前で膵管と合流して十二指腸乳頭で開口します。小腸に食物が入ると胆嚢が収縮して胆汁を放出します。このとき総胆管の出口をとりまく筋肉（オッディの括約筋）も弛緩し、胆汁が小腸に入ります。

←胆汁は胆管を通って胆嚢に入り、最終的には小腸に流入します。胆汁の通り道は胆道と呼ばれます。

肝管

総胆管

胆嚢

オッディの括約筋

膵管

十二指腸

十二指腸乳頭
（ファーター乳頭）

膵臓と胆嚢

↑内視鏡で造影剤を送り込みながらX線透視で観察した胆管（縦方向の管）と膵管。手前の太い管は内視鏡です。

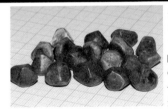

←胆汁成分が固まって生じた胆石。

胆嚢の基本データ

★大きさと形　長さ8〜10cm、幅4cmでナスのような形をしています。

★位置　肝臓の右側のくぼみ（胆嚢窩）に収まります。

★胆汁の成分　コレステロールやビリルビン（分解された赤血球成分）、胆汁酸などで脂質やビタミンの吸収を助けます。

内分泌系

臓器や器官のはたらきを調節

　内分泌系とはホルモンを分泌する器官のことで、内分泌腺または内分泌器官ともいいます。

　内分泌系は神経系と並んで、さまざまな臓器や器官、組織が互いに協調しながらはたらくようにコントロールする役割を担います。神経系は情報をすばやく受け取ってすぐに体の各部に伝えますが、ホルモンは体のはたらきの長期的変化をゆっくりコントロールします。

　内分泌器官には松果体（しょうかたい）、下垂体（かすいたい）、甲状腺、上皮小体（じょうひしょうたい）、副腎、膵臓（すい）などさまざまなものがあり、いずれも全

内分泌の基本データ

★微量で作用　ホルモンはごくわずかな量でも作用します。血液などの体液中の濃度もごく低く、ホルモンだけを分離抽出することは困難です。

★ホルモンの標的　ホルモンが作用する器官をホルモン標的器官、また実際に作用を起こす細胞はホルモン標的細胞と呼ばれます。

★ホルモンの結合　ホルモン標的細胞にはホルモン分子と特異的に結合するたんぱく質であるホルモン受容体が存在します。

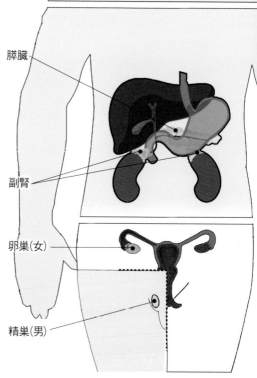

脳下垂体、視床下部
松果体
甲状腺、上皮小体（副甲状腺）
膵臓
副腎
卵巣（女）
精巣（男）

↑内分泌器官はさまざまなホルモン（生理活性物質）を分泌し、組織や器官を適切に機能させることにより、人体を正常に保つように作用します。

●ホルモンのはたらき

作成：矢沢サイエンスオフィス

↑これは人体の成長を促す成長ホルモンの化学構造模型です。

内分泌腺	おもなホルモン	おもなはたらき
脳下垂体	成長ホルモン	成長をうながす。血糖値を上げる。
	甲状腺刺激ホルモン	甲状腺にホルモンを分泌させる。
	生殖腺刺激ホルモン	オスでは精子の生成をうながす。メスでは卵胞の発育、乳腺の発達などをうながす。
	副腎皮質刺激ホルモン	副腎皮質にホルモンを分泌させる。
	抗利尿ホルモン	尿の量を減らす。
	オキシトシン	子宮を収縮させる。乳汁の分泌をうながす。
甲状腺	サイロキシン	新陳代謝を活発にする。被毛を成長させる。
	カルシトニン	骨によるカルシウム摂取をうながす。
上皮小体 (副甲状腺)	上皮小体ホルモン (パラトルモン)	骨にたくわえたカルシウムを血液中に放出させる。
副腎	アドレナリン	脈拍を増加させ、血糖値を上げる。
	鉱質コルチコイド	血液中の電解質のバランスを調節する。
	糖質コルチコイド ("ステロイド")	ストレスに対抗する。炎症をおさえる。
胃	ガストリン	胃内で塩酸や酵素の分泌をうながす。
小腸	セレクチン、 コレシストキニン	消化器のはたらきや消化酵素の分泌を調節する。
膵臓	インスリン	血糖値を下げる。
精巣(睾丸)	テストステロン	性器の発育をうながし、オス化させる。
卵巣	エストロゲン	子宮粘膜を充血させ、肥大させる。
	プロゲステロン	妊娠を維持する。

身に離ればなれに配置されています。ちなみに男性の精巣と女性の卵巣も典型的な内分泌器官です。

　これらの器官や臓器には血液中にホルモンを分泌するという共通の性質があります。ホルモンは組織や器官を刺激し、それらが適切な場面ではたらくようにし向ける化学物質です。

　内分泌器官は内部の血管が発達し、また分泌量を調節するために別のホルモンの作用を受けるという複雑な機能をそなえています。

内分泌系

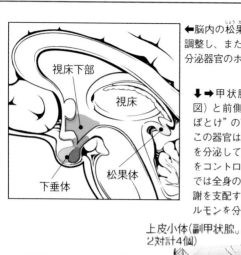

←脳内の松果体は24時間サイクルの生理現象を調整し、また視床下部と下垂体は甲状腺などの内分泌器官のホルモン分泌を調節します。

視床下部

視床

下垂体

松果体

↓→甲状腺の裏側（左図）と前側です。"のどぼとけ"の下に位置するこの器官は成長ホルモンを分泌して子どもの成長をコントロールし、成人では全身の細胞の新陳代謝を支配する2種類のホルモンを分泌します。

上皮小体(副甲状腺。2対計4個)

甲状軟骨

←腎臓の上にのっている副腎の断面で、内側の髄質はストレスに対応するホルモンを、また外側の皮質は体内の糖や電解質、それに性ホルモンを調節する副腎皮質ホルモンを分泌します。

左葉

右葉

錐体葉

甲状腺峡部

気管

髄質

皮質

甲状腺の裏側

甲状腺の表側

副腎

腎臓

腎臓

↑左右の副腎はそれぞれ腎臓にのっているように見えますが、これらは互いに直接関連してはいません。

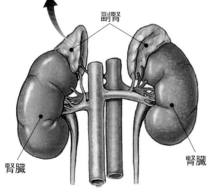

内分泌系（ホルモン）の病気

内分泌系の病気は原因が3つに大別されます。ホルモン分泌の①過剰と②不足によるもの、それに③内分泌器官に腫瘍が生じるものです。

病気の種類は数十にのぼり、よく知られたものにバセドウ病、橋本病、先端巨大症、尿崩症、クッシング病、骨粗鬆症、骨軟化症などがあります。これらは正しく診断されれば、限界はあるものの、治療による症状の改善が期待できます。

自律神経系

全身のはたらきのバランスを保つ

自律神経とは、末梢神経のうち自分の生命を維持するために不可欠の機能、つまり呼吸や体温、血流、消化や排泄、代謝、内分泌などをコントロールしている神経系をいいます。

これらは自分の意思とは無関係に（不随意に）はたらくため"自律する神経"であり、自分の意思によって随意的に筋肉の動きなどをコントロールする体性神経系とは対称をなしています。

自律神経系はさらに活動時や興奮時に活発にはたらく交感神経系と、寝ているときやリラックスしている

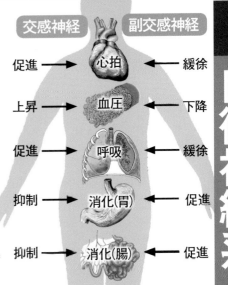

交感神経		副交感神経
促進 →	心拍	← 緩徐
上昇 →	血圧	← 下降
促進 →	呼吸	← 緩徐
抑制 →	消化（胃）	← 促進
抑制 →	消化（腸）	← 促進

↑自律神経系では、活動中には交感神経が、また休息中には副交感神経がはたらいて、体を安定状態に保ちます。

自律神経の基本データ

★交感神経のはたらき　この神経は"闘争か逃走か"と呼ばれるように、体の活動や外から迫ってくる刺激、恐怖心などのストレス時に重要なはたらきをします。

★交感神経の亢進　この神経が高ぶると気管支の拡張、血管の収縮、心拍数や血圧の上昇などが生じます。

★副交感神経のはたらき　この神経が活動すると安静時の消化管運動、排尿・排便の機能亢進（尿意や便意）、心拍数の減少などが見られます。

ときにはたらく副交感神経系に分かれます。この2種類の神経系が正常にはたらくことにより、私たちの体は一定の安定（恒常性、ホメオスタシス）を保つことができます。

もしこれらの神経系に異常が生じると、私たちは自律神経失調症という疾患を発症することになります。

自律神経系

75

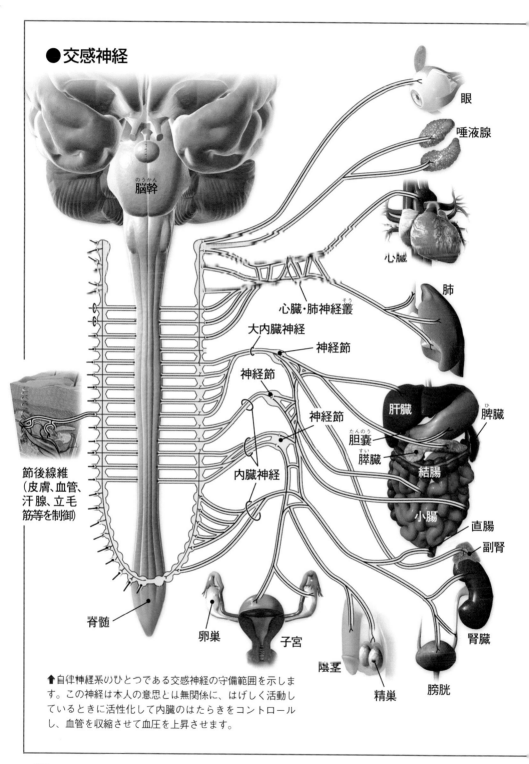

●交感神経

眼

唾液腺

脳幹

心臓

肺

心臓・肺神経叢

大内臓神経

神経節

神経節

神経節

肝臓

脾臓

胆嚢

膵臓

結腸

内臓神経

小腸

直腸

副腎

節後線維
（皮膚、血管、
汗腺、立毛
筋等を制御）

脊髄

卵巣　　子宮

陰茎

精巣

膀胱

腎臓

↑自律神経系のひとつである交感神経の守備範囲を示します。この神経は本人の意思とは無関係に、はげしく活動しているときに活性化して内臓のはたらきをコントロールし、血管を収縮させて血圧を上昇させます。

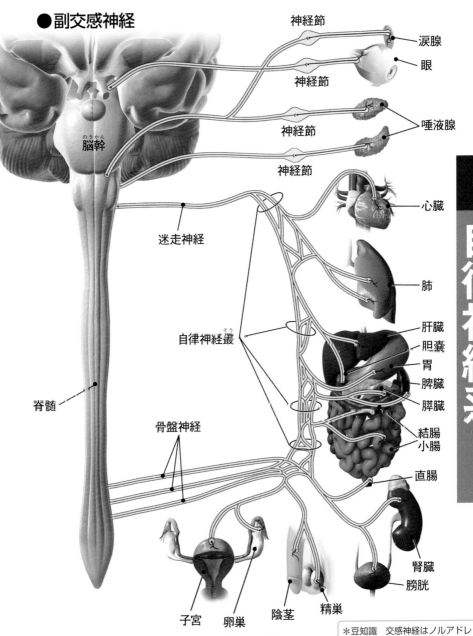

●副交感神経

神経節

涙腺

眼

神経節

唾液腺

神経節

神経節

脳幹
のうかん

心臓

肺

迷走神経

肝臓

胆嚢

自律神経叢
そう

胃

脾臓

膵臓

結腸

小腸

脊髄

直腸

骨盤神経

腎臓

膀胱

子宮　卵巣

陰茎

精巣

↑こちらは副交感神経の守備範囲です。交感神経と対をなし、交感神経とは正反対のはたらきをします。つまり食事中や睡眠中など体が穏やかな状態でいるときに優位にはたらく神経系です。

＊豆知識　交感神経はノルアドレナリンを分泌することにより標的の臓器や組織を活性化します。副腎が分泌するアドレナリンと並んでノルアドレナリンは"闘争と逃走のホルモン"なのです。

腎臓と膀胱

血液を濾過して尿をつくる

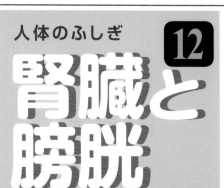

腎臓

腎静脈

尿管

➡腎臓の断面図。全身を巡ってきた血液は腎動脈としてここに流入するとフィルターを通過し、不要な成分や水は尿となって尿管から排出されます。

腎臓の基本データ

★大きさと外形　大きなソラマメに似た形で長さ5〜10cm、幅3cmほどです。
★位置　腰のすぐ上の背骨の両側に1個ずつあります。
★機能　血液を濾過して尿をつくり、体液の状態を一定に保ちます。血球やたんぱく質のような大きな分子は血中に残ります。

1 腎臓
血液のフィルター

　泌尿器の重要な一部である腎臓は2個あり、ソラマメの種子に似た形をしています。この臓器はおもに、体内を循環してきた血液を精密なフィルターのような構造で濾過して尿をつくるはたらきをします。腎臓はこのはたらき以外にも、血圧を調節するホル

腎動脈

皮質

髄質（ずいしつ）

ネフロン
（81ページ
図参照）

腎杯（はい）

腎盂（う）

モンや赤血球の生成を促すホルモンをつくって分泌するなど、体液を一定の状態に保つ役割（恒常性の維持）もそなえています。健康な人なら、2個のうちの片方を移植手術などで失っても機能上は問題ありません。

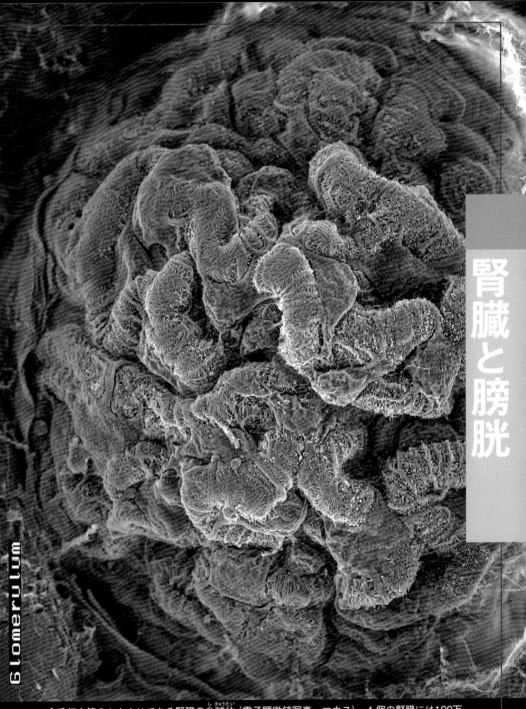

Glomerulum

↑毛細血管のかたまりである腎臓の糸球体（電子顕微鏡写真。マウス）。1個の腎臓には100万個ものネフロンと呼ばれる微小な器官があり、その内部のボーマン嚢に包まれた糸球体が血液を濾過して尿をつくります。

79

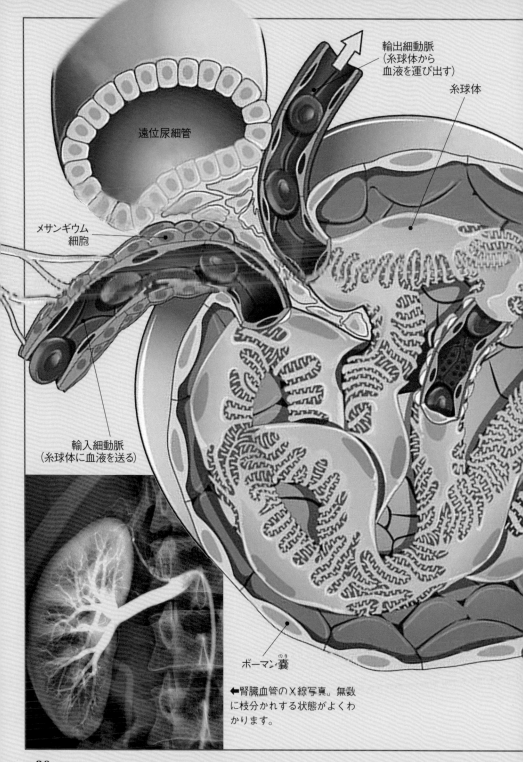

輸出細動脈
（糸球体から
血液を運び出す）

糸球体

遠位尿細管

メサンギウム
細胞

輸入細動脈
（糸球体に血液を送る）

ボーマン嚢

←腎臓血管のＸ線写真。無数
に枝分かれする状態がよくわ
かります。

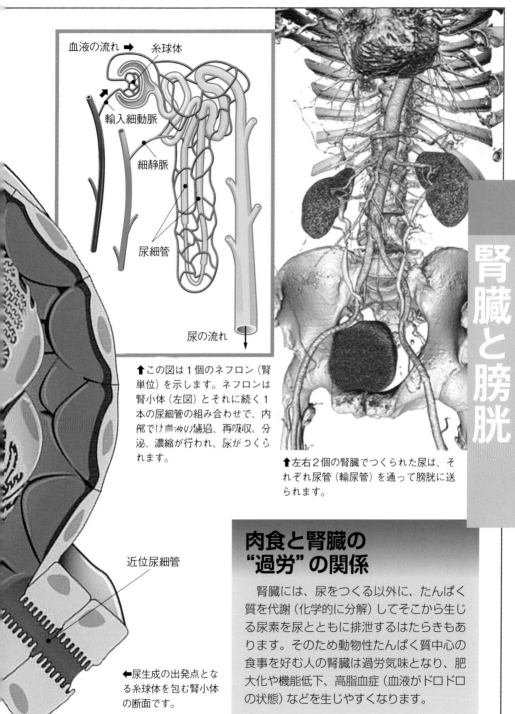

血液の流れ ➡   糸球体

輸入細動脈

細静脈

尿細管

尿の流れ

↑この図は1個のネフロン（腎単位）を示します。ネフロンは腎小体（左図）とそれに続く1本の尿細管の組み合わせで、内部では血液の濾過、再吸収、分泌、濃縮が行われ、尿がつくられます。

↑左右2個の腎臓でつくられた尿は、それぞれ尿管（輸尿管）を通って膀胱に送られます。

近位尿細管

←尿生成の出発点となる糸球体を包む腎小体の断面です。

肉食と腎臓の "過労" の関係

　腎臓には、尿をつくる以外に、たんぱく質を代謝（化学的に分解）してそこから生じる尿素を尿とともに排泄するはたらきもあります。そのため動物性たんぱく質中心の食事を好む人の腎臓は過労気味となり、肥大化や機能低下、高脂血症（血液がドロドロの状態）などを生じやすくなります。

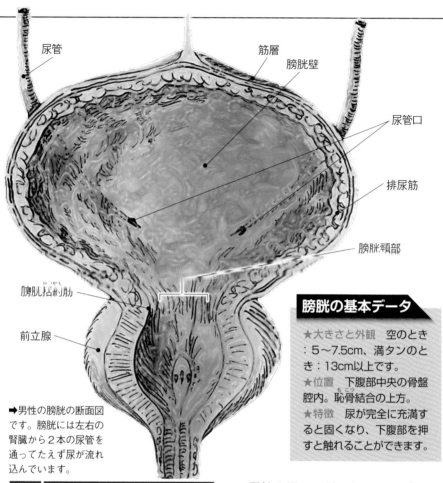

尿管

筋層

膀胱壁

尿管口

排尿筋

膀胱頸部

膀胱括約筋

前立腺

➡男性の膀胱の断面図です。膀胱には左右の腎臓から２本の尿管を通ってたえず尿が流れ込んでいます。

膀胱の基本データ

★大きさと外観　空のとき：５～7.5cm、満タンのとき：13cm以上です。
★位置　下腹部中央の骨盤腔内。恥骨結合の上方。
★特徴　尿が完全に充満すると固くなり、下腹部を押すと触れることができます。

2 膀胱
尿をためる筋肉の袋

　尿を一時的にためておく——それが膀胱の役割です。この袋状の臓器は筋肉質（平滑筋）で非常に伸縮性が高く、内部に尿がないときは空気の抜けたゴム風船のように縮み、そのときの膀胱の壁は厚さ1.5cmほどになります。

　しかし腎臓でつくられた尿が２本の尿管を通って流れ込むと、膀胱はしだいに膨張していきます。そして最大容量の80％ほどまでたまると大脳に信号が送られ、尿意すなわち「排尿したい」と感じるようになります。

　このとき下腹部に圧力（腹圧）を加えると、膀胱の筋肉が収縮して尿を押し出そうとする圧力がかかり、同時に膀胱の出口を閉じている筋肉がゆるんで、尿が尿道へと流れ出て排尿が行われます。

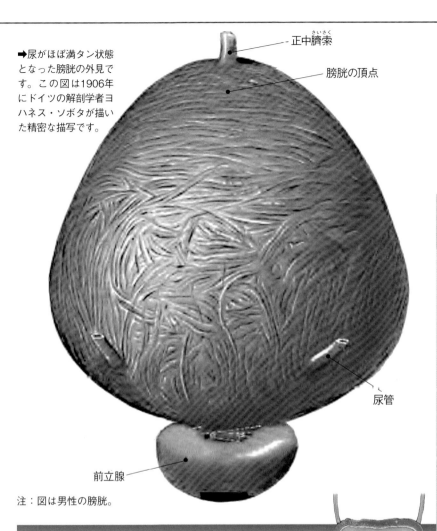

➡尿がほぼ満タン状態となった膀胱の外見です。この図は1906年にドイツの解剖学者ヨハネス・ソボタが描いた精密な描写です。

正中臍索

膀胱の頂点

尿管

前立腺

注：図は男性の膀胱。

どのくらいの尿をためられるか？

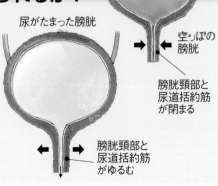

膀胱をつくっている筋肉は非常に弾力性に富んでいるので、尿がたまるにつれて膨張し、250〜600ccほどの尿をたくわえることができます。ときには小柄な女性が1000ccもたまるまでがまんすることもあるとされています。尿がたまるにつれて膀胱の壁は引き伸ばされ、厚さ3mmほどまでうすくなります。

尿がたまった膀胱

空っぽの膀胱

膀胱頸部と尿道括約筋が閉まる

膀胱頸部と尿道括約筋がゆるむ

眼と耳と鼻

外界を察知する精巧な感覚器官

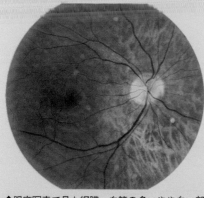

↑眼底写真で見た網膜。血管の多いやや白い部分が視神経が集まるところ（盲点）で、視覚機能はありません。そのやや左が網膜の中心部の黄斑で、視覚機能がもっとも高い場所です。

眼の基本データ

★大きさと外形　直径25mmほどの球体で、重さは8グラム程度です。透明な角膜と白く厚い強膜に包まれています。

★位置　頭部の眼窩に収まっており、後部は眼窩脂肪体におおわれています。

★網膜の視細胞　約1億2500万個の桿体細胞と約600万個の錐体細胞からなります。桿体細胞は光の感受性が高く、また錐体細胞は3種類あり、色（光の波長の違い）により感受性が異なります。

1 眼　外界の光を感知

　眼は外界の光を感知して脳に送り、それを映像化するための器官です。

　正面から見た眼はアーモンド型ですが、眼球はほぼ球状で表面は膜におおわれています。いわゆる黒目と

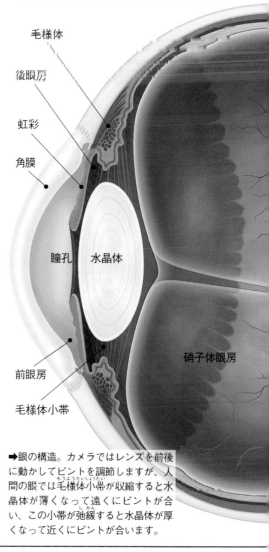

毛様体
後眼房
虹彩
角膜
瞳孔
水晶体
硝子体眼房
前眼房
毛様体小帯

➡眼の構造。カメラではレンズを前後に動かしてピントを調節しますが、人間の眼では毛様体小帯が収縮すると水晶体が薄くなって遠くにピントが合い、この小帯が弛緩すると水晶体が厚くなって近くにピントが合います。

は虹彩と瞳ですが、瞳は実際は"虹彩の穴"で瞳孔といいます。虹彩の後ろには透明な水晶体があり、その背後は半流動体の硝子体で満たされています。眼球のいちばん奥には網膜が広がっています。

　眼のしくみはカメラによく似ています。虹彩は絞りの役割を果たし、光の強さを調節します。水晶体はレンズに相当し、外界から入った光を屈折させます。網膜はデジタルカメラの映像素子にあたり、光を受信して電気信号に変えます。この信号は視神経を伝わって脳の視覚野に達します。ここではじめて私たちは光の情報を映像として認識できます。

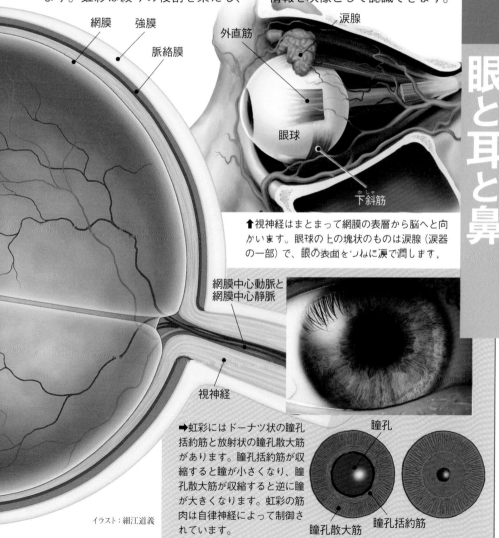

網膜　強膜
脈絡膜
外直筋
涙腺
眼球
下斜筋

↑視神経はまとまって網膜の表層から脳へと向かいます。眼球の上の塊状のものは涙腺（涙器の一部）で、眼の表面をつねに涙で潤します。

網膜中心動脈と
網膜中心静脈

視神経

➡虹彩にはドーナツ状の瞳孔括約筋と放射状の瞳孔散大筋があります。瞳孔括約筋が収縮すると瞳が小さくなり、瞳孔散大筋が収縮すると逆に瞳が大きくなります。虹彩の筋肉は自律神経によって制御されています。

イラスト：細江道義

瞳孔
瞳孔散大筋　　瞳孔括約筋

85

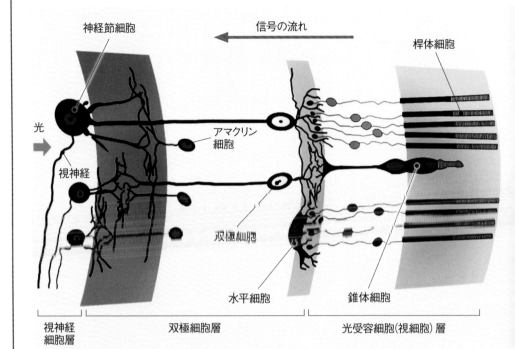

光

神経節細胞

信号の流れ

桿体細胞

アマクリン
細胞

視神経

双極細胞

水平細胞

錐体細胞

| 視神経
細胞層 | 双極細胞層 | 光受容細胞(視細胞)層 |

↑外界からの光を受け取った網膜の奥の桿体細胞と錐体細胞は、その信号を双極細胞に伝えます。信号は途中で横方向に広がった水平細胞とアマクリン細胞に調節され、神経節細胞に届きます。神経節細胞は非常に長い軸索（視神経をつくる）をもち、受け取った信号を視覚情報として脳の複数の領域へ送信します。

資料：Ramóny Cajalによる図を改変

脳の錯覚

私たちは眼だけで見ているわけではありません。眼が得た情報を脳が解釈してはじめて、私たちは外界を映像として認識します。

脳は、過去の経験や周囲の状況をもとに眼の情報を補完します。たとえば遠方の物体は小さく見えるとか、影は下方に伸びるなどの経験的・物理学的ルールをもとに、物体どうしの位置関係などを判断し、映像を作り上げます。

そのため私たちは絵の中に実際にはない線を見たり、同じ色でも周囲の環境により別の色と解釈したり、静止画に動きを感じたりします。これらの錯視（目の錯覚）が生じる理由は十分にわかっていません。

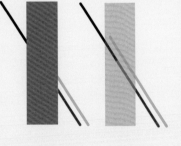

↑黒と青の線が長方形で隔てられているように見えますが、実際には黒と赤がつながっています。

視覚の経路

　網膜で結ばれる映像は逆立ち（天地が逆）しています。網膜が得た映像情報は電気信号として左右の視神経を通り、視交叉に入ります。

　その後、左眼の映像の左半分の情報は左側の外側膝状体へ、また右半分の情報は右側の外側膝状体に向かいます。右眼も同様に左側の情報は左の外側膝状体に入ります。これらの映像情報はそれぞれ、大脳の視覚野に伝達され統合されます。

注：図は下から見上げた脳。

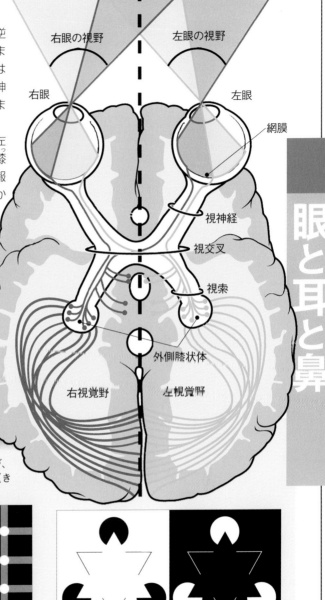

右眼の視野　　左眼の視野

右眼　　　　　　　　左眼

網膜

視神経

視交叉

視索

外側膝状体

右視覚野　　左視覚野

↓格子の交差部分は白点ですが、点滅しているように見えます（きらめき格子錯視）。

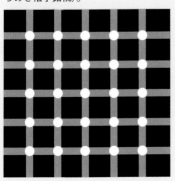

↑カニッツァの3角形では2つの3角形が重なり合って見えますが、上向きの3角形の輪郭線はまったく存在しません。

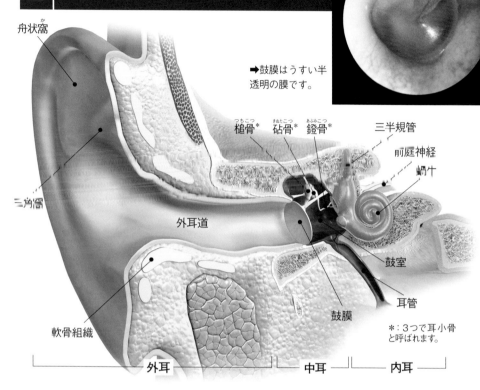

舟状窩

➡鼓膜はうすい半透明の膜です。

槌骨* 砧骨* 鐙骨*

三半規管

前庭神経

蝸牛

三角窩

外耳道

鼓室

耳管

鼓膜

軟骨組織

＊：3つで耳小骨と呼ばれます。

外耳 中耳 内耳

　耳は外部の音、つまり空気の振動（音波）を受けとり、それを電気信号に変えて脳に送る器官です。

　音はまず耳介（顔の両側から外に伸びている部分）と外耳道で集められ、その奥にある鼓膜を振動させます。この振動は耳小骨や蝸牛、有毛細胞を介して電気信号（神経パルス）に変わり、大脳の聴覚中枢に送られて音として認識されます。

　また耳は重力の向きと加速度（連動速度）を電気信号として脳に送るは

たらきももっています。つまり耳は聴覚と平衡感覚、それに回転感覚の3つの機能を同時にそなえている非常に重要な感覚器官なのです。

耳の基本データ

★耳の構造　耳は外耳、中耳、内耳の3つの器官に分けることができます。
★鼓膜　音を振動に変える鼓膜はうすい半透明の膜で、その振動は耳小骨という小さな骨を介し3倍ほどに増幅されて内耳に伝わります。
★内耳　音の振動を受けとる蝸牛と平衡感覚をつかさどる前庭でできています。

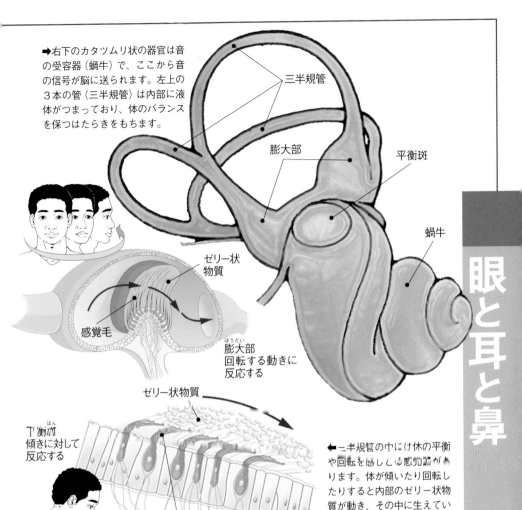

➡右下のカタツムリ状の器官は音の受容器（蝸牛）で、ここから音の信号が脳に送られます。左上の3本の管（三半規管）は内部に液体がつまっており、体のバランスを保つはたらきをもちます。

三半規管

膨大部

平衡斑

蝸牛

ゼリー状物質

感覚毛

膨大部
回転する動きに反応する

ゼリー状物質

平衡斑
傾きに対して反応する

感覚毛

◀三半規管の中には体の平衡や回転を感じとる感覚器があります。体が傾いたり回転したりすると内部のゼリー状物質が動き、その中に生えている毛（感覚毛）が刺激されて信号を脳に送ります。

モスキート音と低周波音

　人間の耳が聞きとることのできる音の高さ（周波数：ヘルツ）には個人差や年齢差があります。

　40ヘルツ程度の低音はほぼ年齢に関わらず聞こえますが、年齢が高くなるにつれ高音は聞こえにくくなります。20歳前後の若者は最高1万7000ヘル

ツほどの非常に高い音 —— 蚊（モスキート）が飛び回る音と似ているため"モスキート音"と呼ばれる —— まで聞こえます。しかし50歳代では1万〜1万1000ヘルツ、60歳代では8000〜9000ヘルツが限界で、それ以上は聞こえないか不快な耳鳴りがするだけです。

89

3 | 鼻 鋭敏な匂いの感覚器

鼻は呼吸器の一部で、同時に嗅覚を担う感覚器でもあります。

鼻は空気を吸入してその内部で温めて加湿するとともに、その中の微粒子や細菌などを粘膜上皮によってとらえます。上皮の線毛は微粒子をのどに送るので、これらは最終的には消化管に入って殺菌されます。

他方、鼻が吸い込んだ空気は、鼻甲介と呼ばれる骨の出っ張りで流れが乱され、鼻の奥にある嗅上皮に触れます。するとその中の匂い成分が嗅上皮内の嗅細胞を刺激し、人間は匂いを感じます。

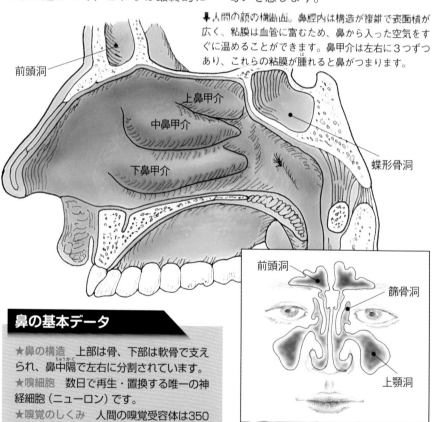

↓人間の顔の横断面。鼻腔内は構造が複雑で表面積が広く、粘膜は血管に富むため、鼻から入った空気をすぐに温めることができます。鼻甲介は左右に3つずつあり、これらの粘膜が腫れると鼻がつまります。

前頭洞

上鼻甲介

中鼻甲介

下鼻甲介

蝶形骨洞

前頭洞

篩骨洞

上顎洞

↑鼻の周囲には鼻腔とつながる副鼻腔（前頭洞、篩骨洞、上顎洞、蝶形骨洞）があります。副鼻腔の粘膜にも線毛があり、ここに入った微粒子を鼻腔へと運びます。

鼻の基本データ

★鼻の構造　上部は骨、下部は軟骨で支えられ、鼻中隔で左右に分割されています。
★嗅細胞　数日で再生・置換する唯一の神経細胞（ニューロン）です。
★嗅覚のしくみ　人間の嗅覚受容体は350種類ほどですが、異なる種類の受容体の組み合わせにより1万種類のにおいをかぎ分けられます。

●嗅覚のしくみ

　鼻の奥の鼻中隔や上鼻甲介に広がる嗅上皮には1000万〜2000万個もの嗅細胞が並んでいます。これらの表面の嗅覚受容体が化学物質を受け取ると、その信号を脳の視床下部や辺縁系、大脳皮質に伝えます。匂いが情動や記憶を引き起こすのは辺縁系にそれらをつかさどる部位があるためです。

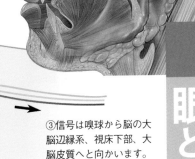

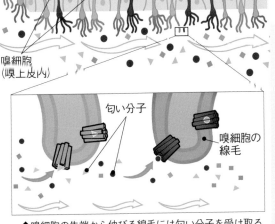

嗅球

嗅神経

嗅上皮

嗅細胞
（嗅上皮内）

③信号は嗅球から脳の大脳辺縁系、視床下部、大脳皮質へと向かいます。

②嗅細胞からの電気信号が神経線維を伝わって嗅球に達します。

①嗅細胞（神経細胞）上の嗅覚受容体が匂い分子を受け取って活性化します。

匂い分子

嗅細胞の線毛

↑嗅細胞の先端から伸びる線毛には匂い分子を受け取る受容体があります。

イヌの嗅覚

　嗅覚は感覚の中でももっとも鋭敏化され、人間は異臭分子が50兆個に1個でも感じとれます。嗅覚が生存と直結する動物ではさらに鋭敏で、たとえばイヌは2億個以上の嗅覚受容体をもち、人間の100万〜1億倍も嗅覚がすぐれているとされます。

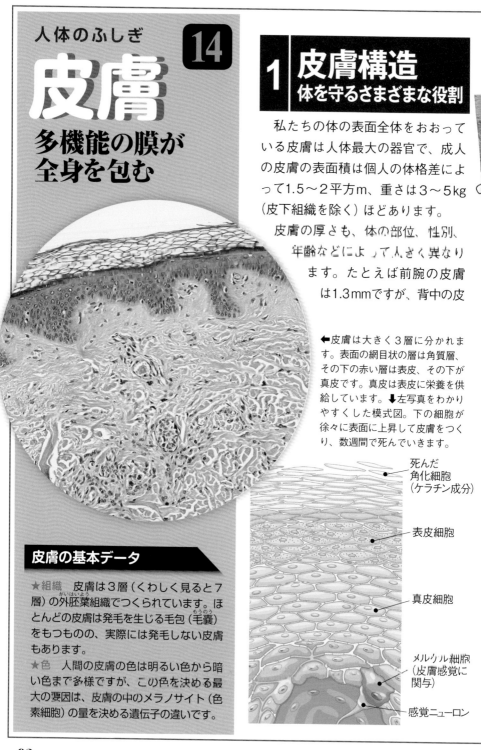

人体のふしぎ **14**

皮膚

多機能の膜が全身を包む

　私たちの体の表面全体をおおっている皮膚は人体最大の器官で、成人の皮膚の表面積は個人の体格差によって1.5〜2平方m、重さは3〜5kg（皮下組織を除く）ほどあります。

　皮膚の厚さも、体の部位、性別、年齢などによって人さく異なります。たとえば前腕の皮膚は1.3mmですが、背中の皮

←皮膚は大きく3層に分かれます。表面の網目状の層は角質層、その下の赤い層は表皮、その下が真皮です。真皮は表皮に栄養を供給しています。↓左写真をわかりやすくした模式図。下の細胞が徐々に表面に上昇して皮膚をつくり、数週間で死んでいきます。

死んだ角化細胞（ケラチン成分）

表皮細胞

真皮細胞

メルケル細胞（皮膚感覚に関与）

感覚ニューロン

皮膚の基本データ

★組織　皮膚は3層（くわしく見ると7層）の外胚葉組織でつくられています。ほとんどの皮膚は発毛を生じる毛包（毛嚢）をもつものの、実際には発毛しない皮膚もあります。

★色　人間の皮膚の色は明るい色から暗い色まで多様ですが、この色を決める最大の要因は、皮膚の中のメラノサイト（色素細胞）の量を決める遺伝子の違いです。

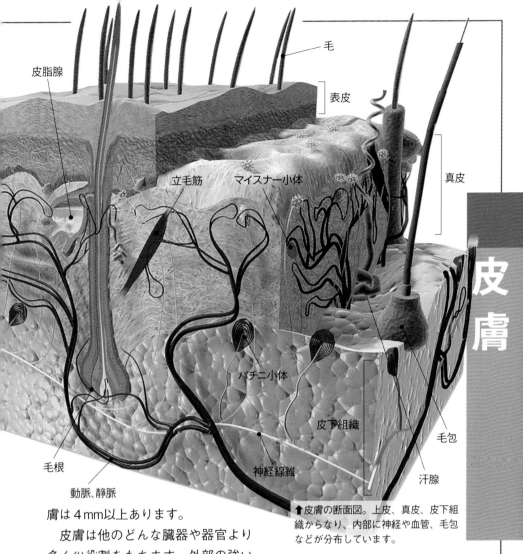

毛

表皮

皮脂腺

立毛筋　マイスナー小体

真皮

パチニ小体

皮下組織

毛根

動脈、静脈

神経線維

毛包

汗腺

↑皮膚の断面図。上皮、真皮、皮下組織からなり、内部に神経や血管、毛包などが分布しています。

膚は4mm以上あります。

　皮膚は他のどんな臓器や器官より多くの役割をもちます。外部の強い光や熱、病原体の感染、けがなどから体を保護し、また外から熱を吸収したり逆に放熱して体温を調節しています。そして外部環境の温度や圧力、振動、痛みなどの変化を敏感に感じ取って脳に送っています。こうして皮膚は、変化する環境の中でたえず私たちの体を守っているのです。

生まれ変わる皮膚

　皮膚は、表皮細胞が内部の細胞核を失うと死んで角化細胞（角質層）となり、アカとしてはがれ落ちます。すると下から新しい細胞が上昇して新たな表皮となります。こうして皮膚の表面は4～8週間で生まれ変わる新陳代謝をくり返しているのです。

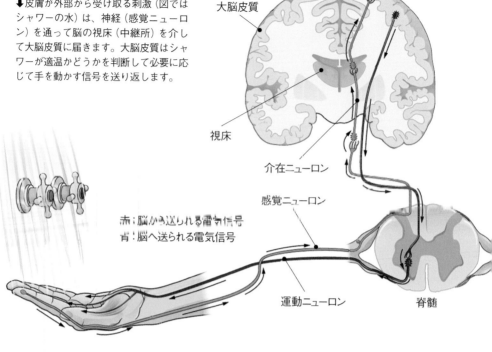

↓皮膚が外部から受け取る刺激（図では
シャワーの水）は、神経（感覚ニューロ
ン）を通って脳の視床（中継所）を介し
て大脳皮質に届きます。大脳皮質はシャ
ワーが適温かどうかを判断して必要に応
じて手を動かす信号を送り返します。

大脳皮質

視床

介在ニューロン

感覚ニューロン

赤：脳から送られる電気信号
青：脳へ送られる電気信号

運動ニューロン

脊髄

爪も皮膚の一部

　爪は、指の先端の裏側の皮膚が角質化
して硬い板状に変化した器官です。爪が
指先を保護してくれるため、手足の指に
力を入れたり安定して歩行したりできま
す。爪の下側には毛細血管が集中し、そ
の色などが健康状態を判断する目安にな
ります。

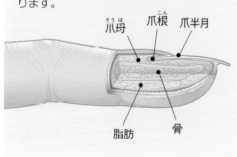

爪母（そうぼ）　爪根（こん）　爪半月

脂肪　　骨

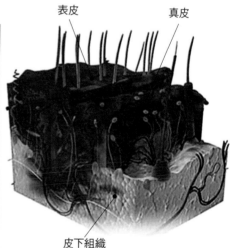

表皮　　真皮

皮下組織

↑皮膚が高温やある種の化学物質にさらさ
れるとやけどを生じます。やけどで皮膚組
織が破壊されるとその部分の血管から体液
が漏れ出し、修復に時間がかかります。図
は重い3度のやけどを示します。

2 毛髪
体表面を保護

毛髪は皮膚から突き出ている細い構造物（体毛）で、爪と同様、皮膚が分化して角質化したものと考えられます。つまり皮膚からのびているのではなく皮膚の一部なのです。

毛髪は色と形が多様なため、人種の分類上重要な要素となります。日本人などの黒い毛髪はメラニン色素が多く、白人に赤毛や金髪が多いのはメラニン色素が少ないためです。毛髪は頭部の体温の維持、外傷からの皮膚の保護などの役割をもちます。

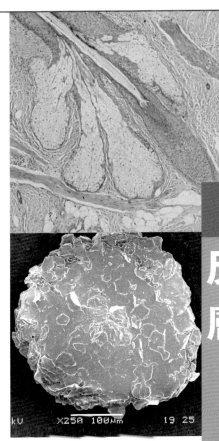

↑上／皮膚の下で毛髪をつくりだす毛包です。下／ふけの顕微鏡写真。死んだ頭皮がはがれおちたものです。

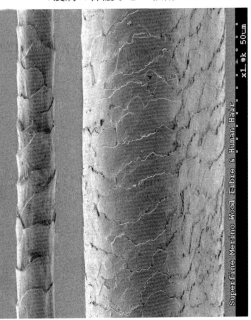

↑ヒツジと人間の毛の電子顕微鏡写真です。ヒツジより人間の毛髪のほうがはるかに太いことがわかります。

ハゲの原因

毛髪が抜け落ちて頭皮が露出することを"はげる"といいます。おもに男性に見られる現象で、マウスによる最近の研究では、上の写真に見るような毛包のはたらきが不活発になることが原因とされています。加齢とともに毛包をつくりだす幹細胞のDNAが徐々に傷つき、その結果毛包が育ちにくくなるといいます。はげやすい性質は遺伝することも知られています。

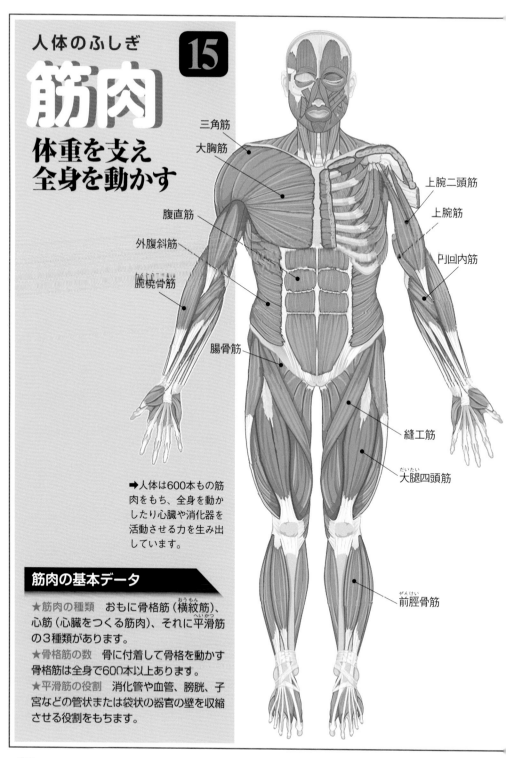

人体のふしぎ **15**

筋肉
体重を支え
全身を動かす

三角筋
大胸筋
上腕二頭筋
腹直筋
上腕筋
外腹斜筋
円回内筋
腕橈骨筋
腸骨筋
縫工筋
大腿四頭筋
前脛骨筋

➡人体は600本もの筋肉をもち、全身を動かしたり心臓や消化器を活動させる力を生み出しています。

筋肉の基本データ

★筋肉の種類　おもに骨格筋（横紋筋）、心筋（心臓をつくる筋肉）、それに平滑筋の3種類があります。

★骨格筋の数　骨に付着して骨格を動かす骨格筋は全身で600本以上あります。

★平滑筋の役割　消化管や血管、膀胱、子宮などの管状または袋状の器官の壁を収縮させる役割をもちます。

1 | 3種類の筋肉 収縮力を生み出す

筋肉はおもに人体の骨の端部に結合している運動器官で、筋組織が伸びたり縮んだり（収縮）することによって体の各部を動かします。人間を含めてあらゆる動物の運動は、このような筋肉の収縮によってもたらされます（例外的に体のごく小さな部位では線毛や鞭毛が運動を生じることもあります）。

筋肉の収縮によって生じる力（筋力）は筋肉の太さ（＝断面積）にほぼ比例します。この収縮は、人間が手足を動かしたり会話したりするうえで重要なだけでなく、血液を全身に送り出す心臓の鼓動、肺で呼吸するための横隔膜の伸縮、消化器が食物を運ぶための蠕動運動などにも不可欠です。

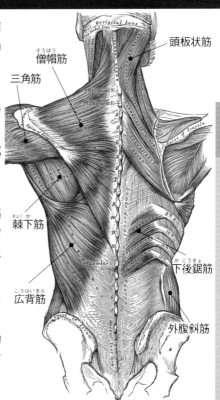

頭板状筋
僧帽筋
三角筋
棘下筋
下後鋸筋
広背筋
外腹斜筋

体を動かすしくみ

上腕二頭筋

腕を曲げるときは上腕二頭筋と腕橈骨筋が収縮。

腕橈骨筋

同時に背後の上腕筋も収縮。

上腕筋

骨格筋は骨の端に付着し、関節をまたいで別の骨の端に結合します。この筋肉が収縮すると2つの骨は引き寄せられて運動が起こります。

骨格筋は関節の両側についており、関節を曲げる側は屈筋、伸ばす側は伸筋と呼びます。これらの筋肉は収縮することでのみ力を出し、自ら伸びることはできないため、屈筋と伸筋は必ず交互にはたらきます。

2 筋肉の構造 収縮する細長い細胞の束

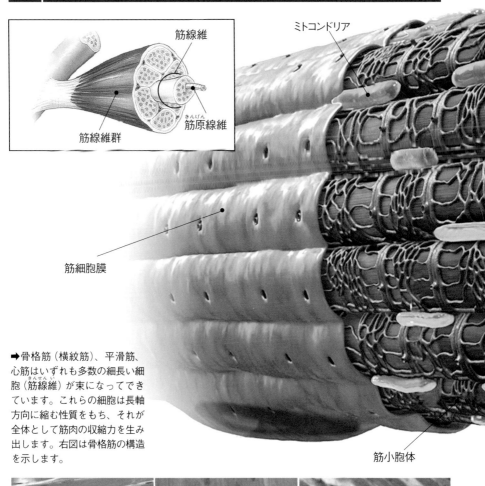

筋線維

筋線維群

筋原線維（きんげんせんい）

ミトコンドリア

筋細胞膜

筋小胞体

➡骨格筋（横紋筋）、平滑筋、心筋はいずれも多数の細長い細胞（筋線維）が束になってできています。これらの細胞は長軸方向に縮む性質をもち、それが全体として筋肉の収縮力を生み出します。右図は骨格筋の構造を示します。

⬆左から順に、運動で鍛えられる骨格筋、内臓をつくる平滑筋（不随意筋）、心臓の壁をつくる心筋（これも不随意筋）です。

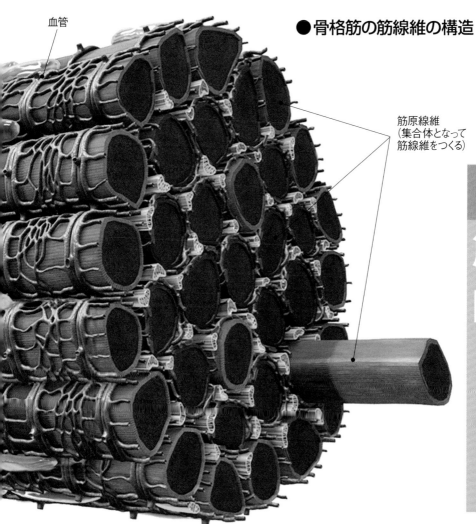

血管

● 骨格筋の筋線維の構造

筋原線維
（集合体となって
筋線維をつくる）

筋
肉

筋肉の肥大とドーピング

　筋肉が過剰にはたらくと筋肉をつくっている筋線維の一部が断裂します。しかし休養と栄養補給によって傷ついた筋肉は修復され、筋線維が以前より少し太く強くなります。そしてこれを反復することで筋肉は発達して大きくなります。

　スポーツ競技で問題になるドーピングは、おもに筋肉のこの性質を助長するため外部から人工合成の成長ホルモンやテストステロンなどと筋線維の成分であるたんぱく質を投与するものです。しかし筋肉の人工的成長にはさまざまな副作用が生じる可能性もあります。

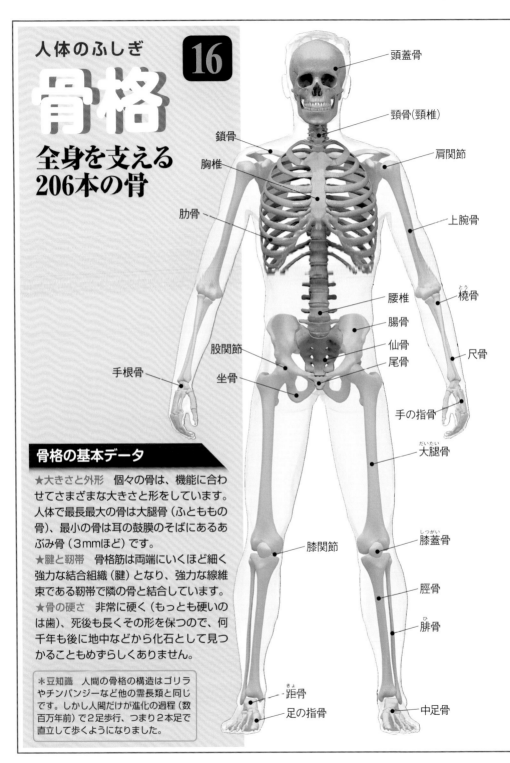

人体のふしぎ **16**

骨格

全身を支える 206本の骨

頭蓋骨

頸骨（頸椎）

鎖骨

肩関節

胸椎

肋骨

上腕骨

橈骨

腰椎

腸骨

仙骨

尾骨

股関節

坐骨

手根骨

手の指骨

大腿骨

膝関節

膝蓋骨

脛骨

腓骨

距骨

足の指骨

中足骨

骨格の基本データ

★大きさと外形　個々の骨は、機能に合わせてさまざまな大きさと形をしています。人体で最長最大の骨は大腿骨（ふとももの骨）、最小の骨は耳の鼓膜のそばにあるあぶみ骨（3mmほど）です。

★腱と靭帯　骨格筋は両端にいくほど細く強力な結合組織（腱）となり、強力な線維束である靭帯で隣の骨と結合しています。

★骨の硬さ　非常に硬く（もっとも硬いのは歯）、死後も長くその形を保つので、何千年も後に地中などから化石として見つかることもめずらしくありません。

＊豆知識　人間の骨格の構造はゴリラやチンパンジーなど他の霊長類と同じです。しかし人間だけが進化の過程（数百万年前）で2足歩行、つまり2本足で直立して歩くようになりました。

1 骨の形 形が役割を決める

　骨格は、人体をつくっているあらゆる臓器や器官を支え、保護する非常に硬い器官（骨）です。

　誕生直後の人体には約300個もの骨がありますが、成長とともに一部の隣り合う骨どうしは接合（癒合）して固く結合するため、成人するとその数が減って206個になります。

　骨格全体を見ると、隣り合う骨どうしは骨格筋と靱帯でつながって関節をつくり、関節を中心に屈曲したり一定の範囲で回転できる構造となっています。そのため私たちの体は、前後左右に曲げたり回転させたりすることができます。

　さらに骨は重力や外力に対して人体を支えるだけでなく、一部の骨では内部で血球、つまり赤血球や白血球、血小板をつくり出してもいます（36ページ参照）。

骨格

いろいろな骨の形

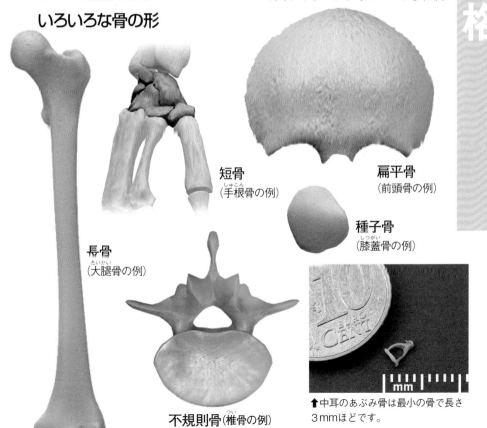

短骨
(しゅこん)
(手根骨の例)

扁平骨
(前頭骨の例)

種子骨
(しつがい)
(膝蓋骨の例)

長骨
(だいたい)
(大腿骨の例)

不規則骨(つい)(椎骨の例)

↑中耳のあぶみ骨は最小の骨で長さ3mmほどです。

101

2 頭骨（頭蓋骨）多数の骨が結合して脳を守る

人間の胎児の頭骨は45個の骨でできています。母親の胎内にあるときにはこれらの骨は結合しておらず、誕生時には産道を通りやすいように全体が小さくなります。しかし誕生後成長するにつれて隣り合う骨どうしは結合し、最終的に28個となって硬い頭骨をつくります。頭骨は脳を保護し、また頭と顔の形をつくる構造体になります。

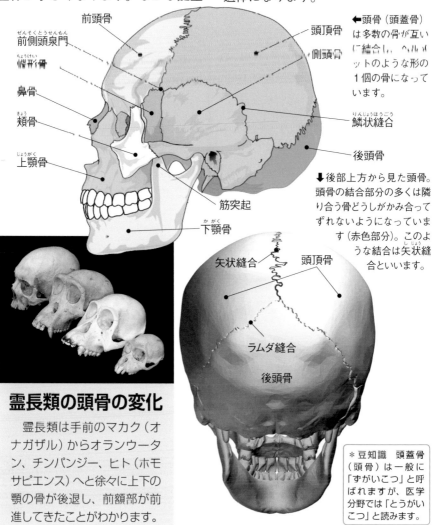

前頭骨

前側頭泉門（ぜんそくとうせんもん）

蝶形骨（ちょうけい）

鼻骨

頬骨（きょう）

上顎骨（じょうがく）

頭頂骨

側頭骨

鱗状縫合（りんじょうほうごう）

後頭骨

筋突起

下顎骨（かがく）

←頭骨（頭蓋骨）は多数の骨が互いに結合し、ヘルメットのような形の1個の骨になっています。

↓後部上方から見た頭骨。頭骨の結合部分の多くは隣り合う骨どうしがかみ合ってずれないようになっています（赤色部分）。このような結合は矢状縫合（しじょう）といいます。

矢状縫合

頭頂骨

ラムダ縫合

後頭骨

霊長類の頭骨の変化

霊長類は手前のマカク（オナガザル）からオランウータン、チンパンジー、ヒト（ホモサピエンス）へと徐々に上下の顎の骨が後退し、前額部が前進してきたことがわかります。

＊豆知識 頭蓋骨（頭骨）は一般に「ずがいこつ」と呼ばれますが、医学分野では「とうがいこつ」と読みます。

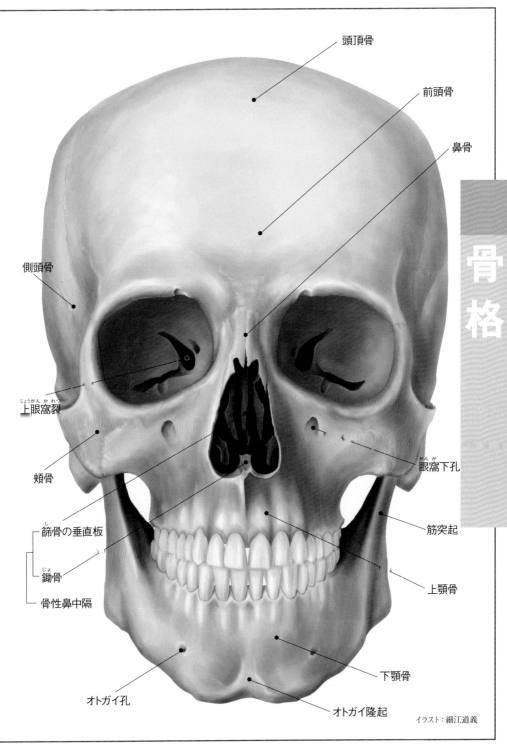

頭頂骨

前頭骨

鼻骨

側頭骨

<ruby>上眼窩裂<rt>じょうがん か れつ</rt></ruby>

頬骨

篩骨の垂直板

<ruby>鋤骨<rt>じょ</rt></ruby>

骨性鼻中隔

オトガイ孔

オトガイ隆起

<ruby>眼窩下孔<rt>がん か</rt></ruby>

筋突起

上顎骨

下顎骨

骨格

イラスト：細江道義

103

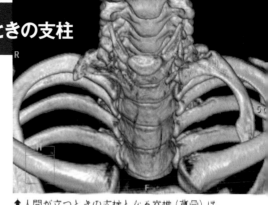

3 | 脊椎 人体が立つときの支柱

　二足歩行をする人間が立つときの支柱となる骨が脊椎（脊柱、背骨）です。脊椎は1本の長い骨ではなく、多数の椎骨が積み重なってできています。椎骨と椎骨の間には弾力性のある椎間板がはさまっており、背骨全体が前後左右に曲がる柔軟性をもたせています。

↑人間が立つときの支柱となる脊椎（背骨）は、多数の椎骨が積み重なってできています。

椎間板

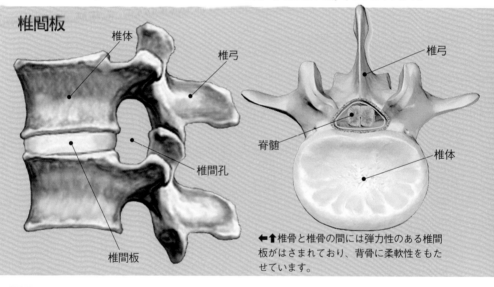

椎体

椎弓

椎弓

脊髄

椎体

椎間孔

椎間板

←↑椎骨と椎骨の間には弾力性のある椎間板がはさまれており、背骨に柔軟性をもたせています。

椎間板ヘルニア

　脊椎をつくっている椎骨と椎骨の間にはさまっている椎間板の外側（硬い線維輪）に亀裂が生じ、内部の髄核が外にとび出すことをいいます。とび出した髄核がすぐそばを通る脊髄などの神経を圧迫すると、その神経が支配する腰や下半身にときに激しい痛みやしびれが生じます。

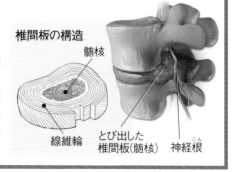

椎間板の構造

髄核

線維輪

とび出した
椎間板（髄核）

神経根

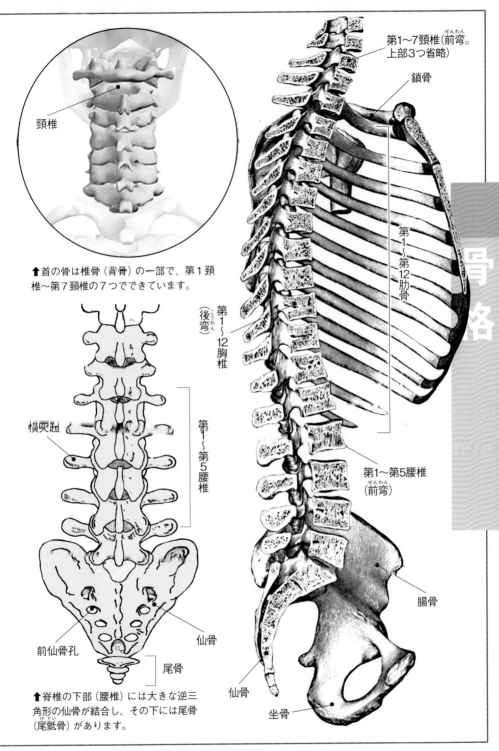

頸椎

第1〜7頸椎（前弯。
上部3つ省略）

鎖骨

第1〜第12肋骨

第1〜12胸椎
（後弯）

横突起

第1〜第5腰椎

第1〜第5腰椎
（前弯）

↑首の骨は椎骨（背骨）の一部で，第1頸
椎〜第7頸椎の7つでできています。

前仙骨孔

仙骨

尾骨

腸骨

仙骨

坐骨

↑脊椎の下部（腰椎）には大きな逆三
角形の仙骨が結合し，その下には尾骨
（尾骶骨）があります。

105

4 骨の部位 206個の骨の配置

成人の体には206個の骨があり、全体は脊椎を中心に左右対称をなしているものの、それぞれの骨の形や特徴はすべて異なっています。腕や脚の骨はもっとも長く、頭骨は平たい骨どうしが結合して半球をなしています。また手首や足首は小さな骨のつながりでできており、なかには小指の先のように非常に短く小さな骨もあります。

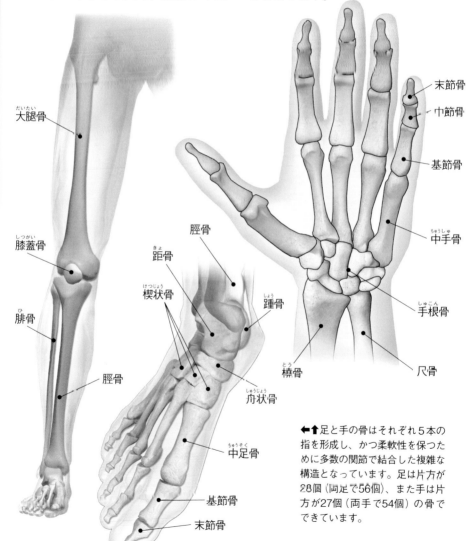

大腿骨

膝蓋骨

腓骨

脛骨

距骨

楔状骨

脛骨

踵骨

舟状骨

中足骨

基節骨

末節骨

末節骨

中節骨

基節骨

中手骨

手根骨

橈骨

尺骨

←↑足と手の骨はそれぞれ5本の指を形成し、かつ柔軟性を保つために多数の関節で結合した複雑な構造となっています。足は片方が28個（両足で56個）、また手は片方が27個（両手で54個）の骨でできています。

106

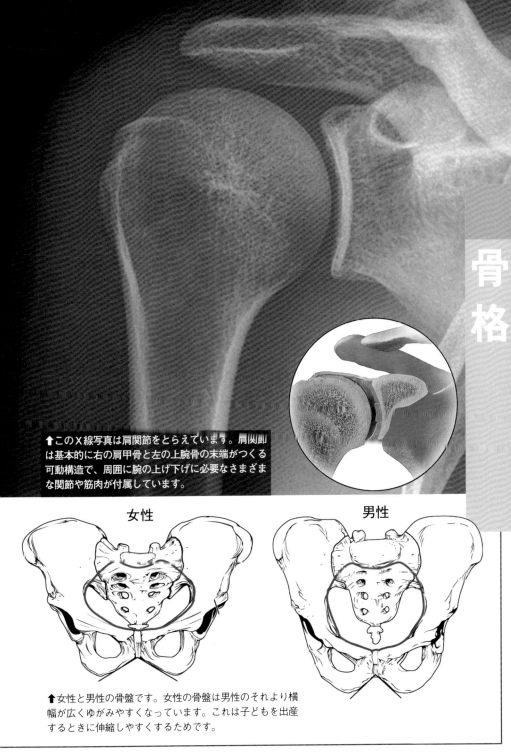

⬆このＸ線写真は肩関節をとらえています。肩関節は基本的に右の肩甲骨と左の上腕骨の末端がつくる可動構造で、周囲に腕の上げ下げに必要なさまざまな関節や筋肉が付属しています。

女性

男性

⬆女性と男性の骨盤です。女性の骨盤は男性のそれより横幅が広くゆがみやすくなっています。これは子どもを出産するときに伸縮しやすくするためです。

●骨はこうしてできる

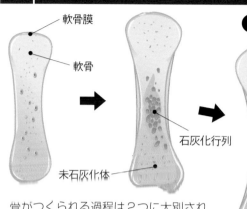

軟骨膜

軟骨

未石灰化体

石灰化行列

骨膜

海綿骨

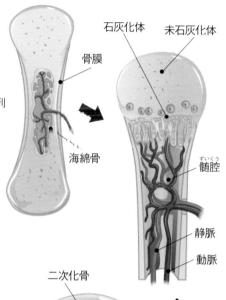

石灰化体　未石灰化体

髄腔

静脈

動脈

二次化骨

未石灰化体

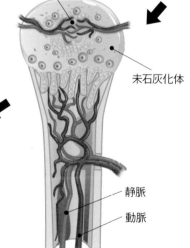

静脈

動脈

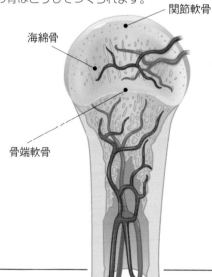

関節軟骨

海綿骨

骨端軟骨

　骨がつくられる過程は2つに大別されます。第1は、胎児期に未分化の細胞（間葉細胞）が骨芽細胞へと変化し、この細胞が硬い骨細胞を生み出すものです。頭骨が代表的です。

　第2（上図の例）は、最初に未分化の細胞が軟骨細胞へ、さらに肥大軟骨細胞へと分化し、ついでそれらを包む軟骨膜から骨芽細胞が生じて"石灰化"が進み、硬い骨になるものです。手足などの長い管状の骨はこうしてつくられます。

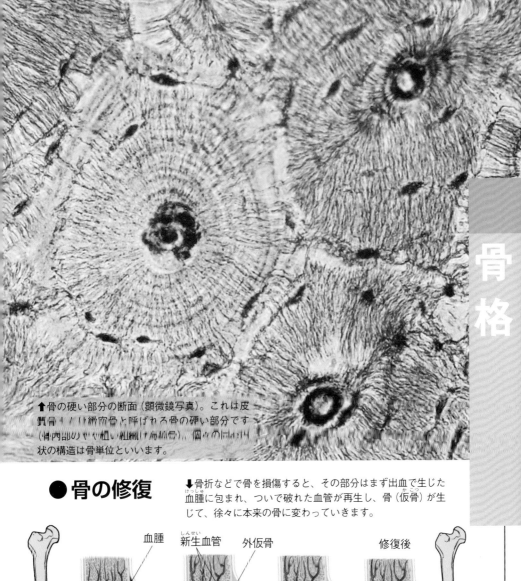

↑骨の硬い部分の断面（顕微鏡写真）。これは皮
質骨または緻密骨と呼ばれる骨の硬い部分です
（骨内部のやや粗い組織は海綿骨）。個々の同心円
状の構造は骨単位といいます。

● 骨の修復

↓骨折などで骨を損傷すると、その部分はまず出血で生じた
血腫に包まれ、ついで破れた血管が再生し、骨（仮骨）が生
じて、徐々に本来の骨に変わっていきます。

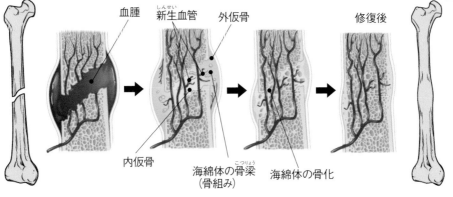

血腫　　新生血管　　外仮骨　　　　　　修復後
　　　　　しんせい

内仮骨　　海綿体の骨梁　　海綿体の骨化
　　　　　　　こつりょう
　　　　　（骨組み）

生殖器と性器

精子と卵子を排出して受精卵をつくる

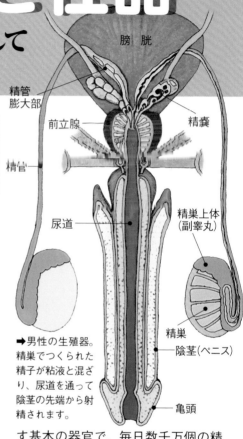

膀胱

精管膨大部

前立腺

精嚢

精管

精巣上体（副睾丸）

尿道

精巣

陰茎（ペニス）

亀頭

➡男性の生殖器。精巣でつくられた精子が粘液と混ざり、尿道を通って陰茎の先端から射精されます。

1 男性生殖器
精子をつくり女性器に送る

生殖器は、男性と女性が共同して子孫をつくる（有性生殖）ための器官です。男性と女性の生殖器は鍵と鍵穴のような関係にあり、それぞれ構造と役割が大きく異なります。

男性の生殖器は①精巣（睾丸）とそれらを入れる袋である陰嚢、②外部に露出した陰茎（ペニス）、③前立腺と精嚢で構成されます。

精巣は男性がオスであることを示す基本の器官で、毎日数千万個の精子を生産し、また男性ホルモン（テストステロン）を分泌します。

陰茎は尿道の出口であると同時に、勃起して女性器と交接（性交）した際に、精子を含んだ精液を送り出す（射精）通路ともなります。そして前立腺は、精嚢が分泌する粘液を精子と混合して精液をつくります。

男性生殖器の基本データ

★精巣（睾丸）　体外にぶら下がる陰嚢に入っているのは、精子をつくる陰嚢の適温（32度C）を保つためです。

★陰茎　内部はおもに海綿体で、男性が性的に興奮すると海綿体に血液が充満して陰茎が勃起し、女性の膣に挿入できるようになります。

★精子　男性の思春期から死の瞬間まで精巣の中の精細管で休みなく生産されます。

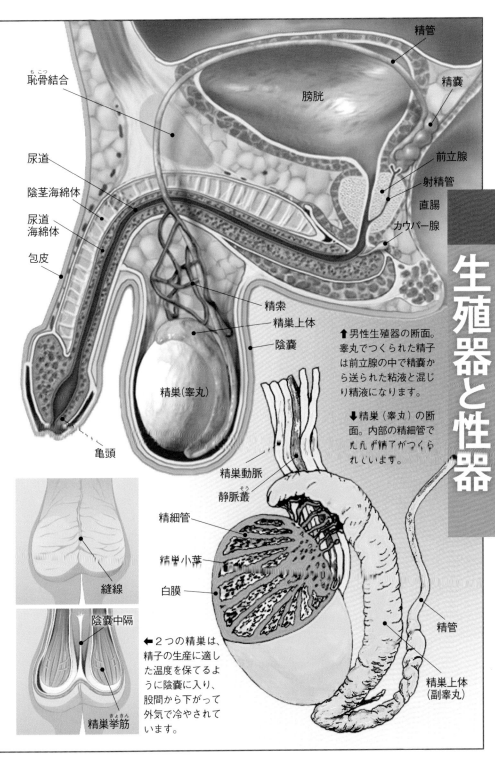

精管

膀胱

精嚢

恥骨結合

前立腺

射精管

尿道

直腸

陰茎海綿体

カウパー腺

尿道
海綿体

包皮

精索

精巣上体

陰嚢

精巣(睾丸)

亀頭

↑男性生殖器の断面。
睾丸でつくられた精子
は前立腺の中で精嚢か
ら送られた粘液と混じ
り精液になります。

↓精巣（睾丸）の断
面。内部の精細管で
ん ん げ 精了がつくら
れ ぃ ます。

精巣動脈

静脈叢

精細管

精巣小葉

白膜

縫線

陰嚢中隔

精管

精巣上体
（副睾丸）

←２つの精巣は、
精子の生産に適し
た温度を保てるよ
うに陰嚢に入り、
股間から下がって
外気で冷やされて
います。

精巣挙筋

111

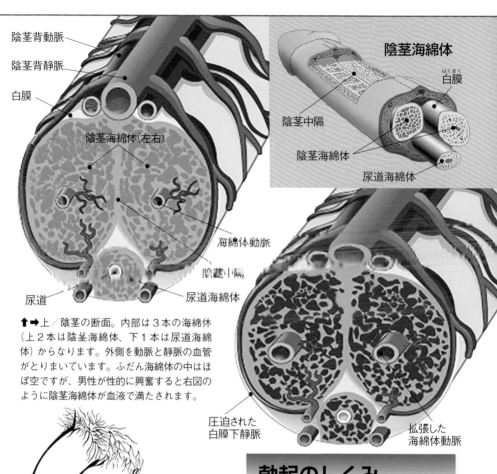

陰茎背動脈
陰茎背静脈
白膜
陰茎海綿体(左右)

海綿体動脈
陰茎中隔
尿道
尿道海綿体

陰茎海綿体

白膜
陰茎中隔
陰茎海綿体
尿道海綿体

↑→上／陰茎の断面。内部は３本の海綿体（上２本は陰茎海綿体、下１本は尿道海綿体）からなります。外側を動脈と静脈の血管がとりまいています。ふだん海綿体の中はほぼ空ですが、男性が性的に興奮すると右図のように陰茎海綿体が血液で満たされます。

圧迫された白膜下静脈
拡張した海綿体動脈

↑上／思春期をすぎると陰茎が発達し、陰茎の先端部（亀頭）をおおっていた包皮がめくれて亀頭が露出します。下／包皮の先端が十分に開口せず亀頭が露出しない（真性包茎）場合、外科的に包皮を切除することができます。

勃起のしくみ

　人間も含めて陰茎をもつ動物のオスでは、性的に興奮すると陰茎が勃起します。勃起のしくみは非常に複雑で、神経や血管（陰茎動脈）が正常にはたらき、またさまざまな化学物質が血液中に放出されなくてはなりません。これらが正常な場合、陰茎動脈から海綿体へと血液が流れ込み、出口側の血管が閉じるために陰茎は勃起したままになります。そして射精によって興奮が収まると出口側の血管が開いて血液が流出し、陰茎はもとの状態に戻ります。

2 | 女性生殖器 卵子をつくって受精・妊娠

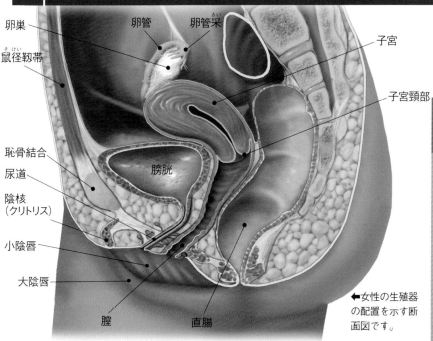

- 卵巣
- 卵管
- 卵管采（さい）
- 子宮
- 鼠径靱帯（そけい）
- 子宮頸部
- 恥骨結合
- 膀胱
- 尿道
- 陰核（クリトリス）
- 小陰唇
- 大陰唇
- 膣
- 直腸

←女性の生殖器の配置を示す断面図です。

生殖器と性器

女性の生殖器も、男性と同様、体の内部（内陰部）と外部（外陰部）に分けられます。体内には膣と子宮、そこから左右にのびる卵管と卵巣があります。他方体外には縦に割れ目（膣前庭）（ちつぜんてい）があり、中央上から順にクリトリス（陰核、亀頭）、尿道口、そして膣の入り口（膣口）が並びます。クリトリスは男性の陰茎に相当し、内部は海綿体の小突起で、女性が興奮すると充血してふくらみます。

膣前庭の左右は小陰唇（いんしん）、その外側のふくらんだ部分は大陰唇と呼び、女性が思春期に入るころ大陰唇とそ

の周辺に陰毛が生えてきます。この領域は色素細胞が多いため、成長につれて皮膚が褐色になってきます。

女性生殖器の基本データ

★卵巣　女性生殖器の主役で、胎児期に一定数の卵子をつくり、誕生後に卵子をつくることはありません。

★月経（生理）　女性の子宮は、成熟中の卵子が分泌するホルモンにより定期的に子宮内膜が増殖します。約1カ月に1回の排卵後、受精卵が着床しない場合は子宮内膜ははがれ落ち、血液とともに膣から排出されます。このとき子宮の筋肉が収縮し、痛みを感じます。

113

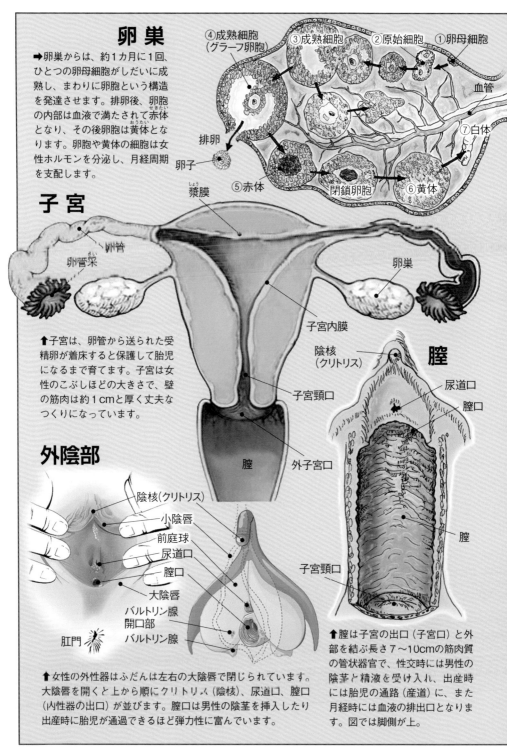

卵巣

➡卵巣からは、約1カ月に1回、ひとつの卵母細胞がしだいに成熟し、まわりに卵胞という構造を発達させます。排卵後、卵胞の内部は血液で満たされて赤体となり、その後卵胞は黄体となります。卵胞や黄体の細胞は女性ホルモンを分泌し、月経周期を支配します。

④成熟細胞（グラーフ卵胞）
③成熟細胞
②原始細胞
①卵母細胞
血管
⑦白体
排卵
卵子
⑤赤体
閉鎖卵胞
⑥黄体

子宮

漿膜
卵管
卵管采
卵巣
子宮内膜
陰核（クリトリス）
子宮頸口
外子宮口
膣

↑子宮は、卵管から送られた受精卵が着床すると保護して胎児になるまで育てます。子宮は女性のこぶしほどの大きさで、壁の筋肉は約1cmと厚く丈夫なつくりになっています。

膣

尿道口
膣口
膣
子宮頸口

↑膣は子宮の出口（子宮口）と外部を結ぶ長さ7～10cmの筋肉質の管状器官で、性交時には男性の陰茎と精液を受け入れ、出産時には胎児の通路（産道）に、また月経時には血液の排出口となります。図では脚側が上。

外陰部

陰核（クリトリス）
小陰唇
前庭球
尿道口
膣口
大陰唇
バルトリン腺開口部
バルトリン腺
肛門

↑女性の外性器はふだんは左右の大陰唇で閉じられています。大陰唇を開くと上から順にクリトリス（陰核）、尿道口、膣口（内性器の出口）が並びます。膣口は男性の陰茎を挿入したり出産時に胎児が通過できるほど弾力性に富んでいます。

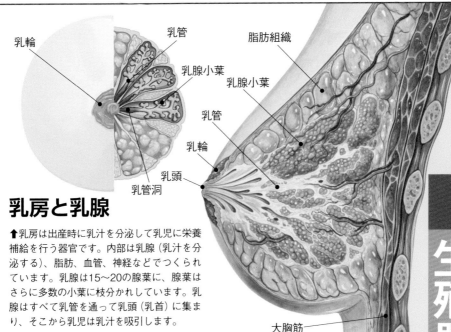

乳輪　乳管　脂肪組織

乳腺小葉

乳腺小葉

乳管

乳輪

乳頭

乳管洞

大胸筋

乳房と乳腺

⬆乳房は出産時に乳汁を分泌して乳児に栄養補給を行う器官です。内部は乳腺（乳汁を分泌する）、脂肪、血管、神経などでつくられています。乳房は15〜20の腺葉に、腺葉はさらに多数の小葉に枝分かれしています。乳腺はすべて乳管を通って乳頭（乳首）に集まり、そこから乳児は乳汁を吸引します。

外性器の男女への分化

　子宮に到達した受精卵は細胞分裂を繰り返して胚になり、しだいに胎児へと成長します。胎児に最初に生じるのは脳と神経ですが、生殖器も早期に開口部として現れます。

　しかし、このときは男女の区別がな

く、受精後10週ほどしてから（おそらくホルモンの作用で）生殖器に男女差が生じます。開口部が閉じて先端に尿道が現れれば男になり、開口部が閉じなければ膣となって女になります。

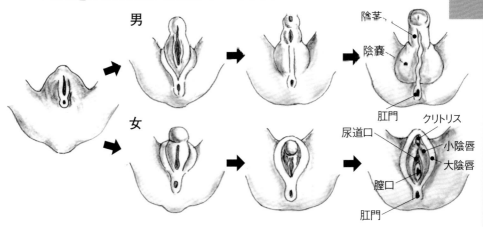

男

女

陰茎

陰嚢

肛門

クリトリス

尿道口

小陰唇

大陰唇

膣口

肛門

3 精子と卵子　精子と卵子の受精から生まれる人間

　ひとりの人間がこの世に生まれるには、男性のもつ精子と女性のもつ卵子（卵）が女性の体内（卵管の中）で出会わねばなりません。ここで両者が出会って"受精"したときにはじめて、新しい命が始まります。

　男性の精子は長さが0.06mmほどしかなく、肉眼ではまったく見えません。しかしこのミクロの精子には、男性が生まれながらにもっている遺伝子DNAの半分（染色体23本）が含

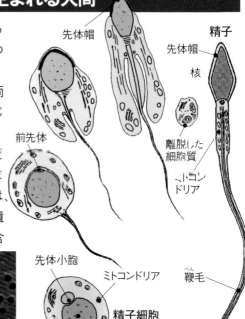

先体帽

前先体

先体小胞　　ミトコンドリア

精子細胞

核

精子

先体帽

核

離脱した細胞質

ミトコンドリア

鞭毛

⬆精子細胞が変化しつつ精子になる過程を示しています。精子細胞の中にはすでに遺伝子が含まれています。

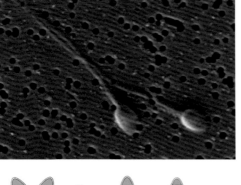

精子の基本データ

★精子の数　睾丸の中では毎日数千万〜2億もの精子がつくられています。

★精子の誕生　おおもとの精子細胞は複雑なプロセスを経て60〜90日でオタマジャクシ形の精子になります。

★精子に"尾"があるのは、これを振り動かして前進し、子宮や卵管を通って卵子にたどり着くためです。

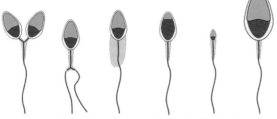

| 頭部が2つ | 尾部が2本 | 中間部の異常 | 先体が凝縮異常 | 頭部が小さい | 頭部が大きい |

⬆精子には不完全や奇形のものもあり、そのうちの健全な精子のみが受精できます。

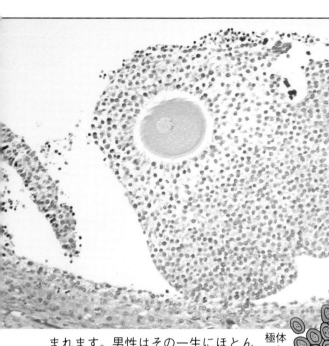

↓卵子は何重もの保護膜（層）に包まれています（下イラスト）。この写真では多数の卵丘細胞が卵子を取り巻いて丘のように盛り上がり“卵丘”を形成しています。

まれます。男性はその一生にほとんど無数の精子をつくり出します。

　他方、女性がもつ卵子は精子よりずっと大きく（約0.2mm）、何重もの保護膜に包まれています。この卵子にもやはり女性の遺伝子DNAの半分が含まれます。精子が卵子の保護膜を破ってその中に入り、受精に成功するには、男性の射精によって送り出された他の無数の精子との過酷な競争に勝ち残らねばならないのです。

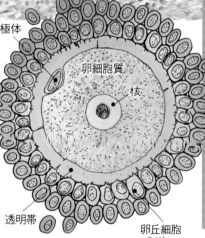

極体

卵細胞質

核

透明帯

卵丘細胞
（顆粒膜細胞）

↑卵子の構造。

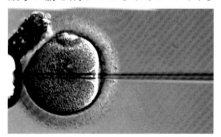

↑男性が不妊症の場合に用いられる人工授精の手法（顕微授精）で、卵子に精子を直接注入しています。

卵子の基本データ

★卵子の数　誕生時は約200万個の原始的な卵子（卵母細胞）がありますが、思春期までに約40万個に減少します。

★排卵　卵子は女性の生理周期に合わせほぼ1カ月に1度排卵されます。

★卵子の寿命　排卵後の卵子の受精可能時間（寿命）は6〜10時間とされています。

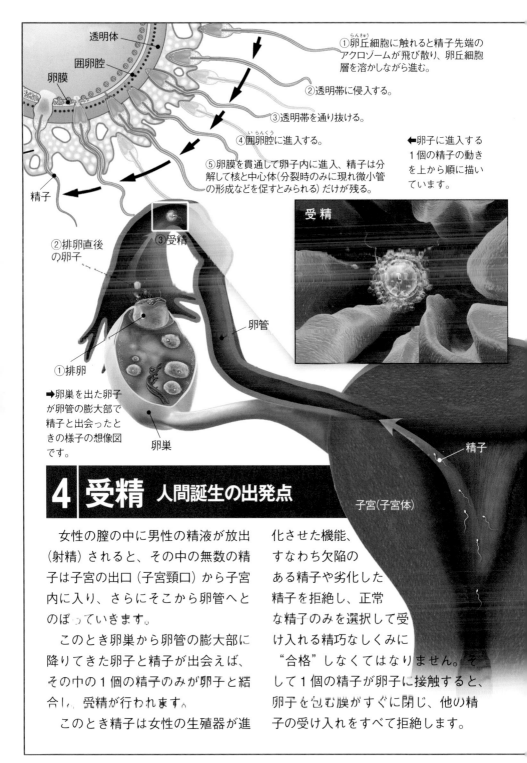

透明体

囲卵腔

卵膜

①卵丘細胞に触れると精子先端の
アクロゾームが飛び散り、卵丘細胞
層を溶かしながら進む。

②透明帯に侵入する。

③透明帯を通り抜ける。

④囲卵腔に進入する。

⑤卵膜を貫通して卵子内に進入、精子は分
解して核と中心体（分裂時のみに現れ微小管
の形成などを促すとみられる）だけが残る。

←卵子に進入する
1個の精子の動き
を上から順に描い
ています。

精子

③受精

②排卵直後
の卵子

受精

卵管

①排卵

➡卵巣を出た卵子
が卵管の膨大部で
精子と出会ったと
きの様子の想像図
です。

卵巣

精子

子宮（子宮体）

4 | 受精 人間誕生の出発点

　女性の膣の中に男性の精液が放出
（射精）されると、その中の無数の精
子は子宮の出口（子宮頸口）から子宮
内に入り、さらにそこから卵管へと
のぼっていきます。

　このとき卵巣から卵管の膨大部に
降りてきた卵子と精子が出会えば、
その中の1個の精子のみが卵子と結
合し、受精が行われます。

　このとき精子は女性の生殖器が進

化させた機能、
すなわち欠陥の
ある精子や劣化した
精子を拒絶し、正常
な精子のみを選択して受
け入れる精巧なしくみに
"合格"しなくてはなりません。そ
して1個の精子が卵子に接触すると、
卵子を包む膜がすぐに閉じ、他の精
子の受け入れをすべて拒絶します。

5 | 妊娠　子宮内で胎児誕生

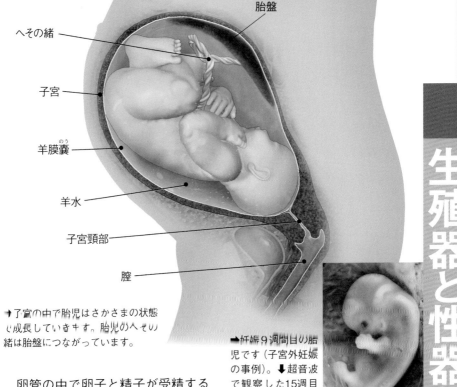

胎盤

へその緒

子宮

羊膜嚢（のう）

羊水

子宮頸部

膣

➡子宮の中で胎児はさかさまの状態で成長していきます。胎児のへその緒は胎盤につながっています。

➡妊娠9週間目の胎児です（子宮外妊娠の事例）。⬇超音波で観察した15週目の胎児。双子であることがわかります。

卵管の中で卵子と精子が受精すると、その受精卵は細胞分裂しながら卵管を下り、数日後には、すでに妊娠にそなえて厚くふくらんでいる子宮の内側（子宮内膜）に着床します。これが妊娠の瞬間です。

このとき受精卵は中空の球体（胚盤胞（はいばんほう））へと成長しています。その後胚盤胞の厚い部分が胎児へと変わり、残りのうすい部分は母体と胎児をつなぐ胎盤となり、酸素や栄養の供給、代謝物交換などを行います。

＊豆知識　胎児は胎盤によって母体とつながっていますが、両者の血液は直接混合しません。酸素や栄養分の供給などは血漿（血液の液体成分）を介して行われます。

生殖器と性器

119

人体のふしぎ **18**

細胞

生まれ変わる細胞、一生はたらく細胞

細胞はすべての生物の体の基本単位で、それぞれが部屋状の構造をもっています。しかし1個の細胞は非常に小さく肉眼で見分けることはできません。

個々の細胞はうすい膜に包まれた細胞質という半流動体でできており、その中に人体の設計情報である遺伝子（DNA）を含む細胞核があります。

人体は約10兆個の細胞からできており、毎日全体の20％（8兆個）ほどが死に、同時に同じ数が新たに生まれると見られています。寿命が数日の細胞も、その人間の一生を通じて生き続ける細胞もあります。

細胞の種類は約200種類に達し、なかでも赤血球の個数は最多ですが、この細胞には細胞核がありません。

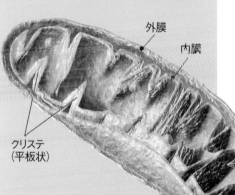

外膜
内膜
クリステ
（平板状）

↑細胞内に多数存在する小器官ミトコンドリア。独自のDNAをもち、酸素呼吸によって真核細胞（右ページ図）のエネルギー生産を担います。

細胞の基本データ

★大きさと外形　大半の細胞は直径が数十マイクロメートル（＝ミクロン）、つまり100分の数ミリです。形は丸いものから細長いものまでさまざまです。

★細胞という名称　細胞の英語名セル（cell）は、細胞の発見者ロバート・フックの1665年の命名で"小部屋"を意味します。

★細胞の死　細胞は人の成長過程で自ら死ぬ（細胞死、アポトーシス）ものも、また病気や事故で死ぬ（ネクローシス）ものもあります。

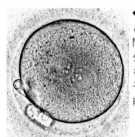

←↓左／ヒトの精子と卵子が受精した瞬間。左下／受精卵が分裂して初期の胚になった状態。右下／子宮内膜に着床する前の胚盤胞の状態。

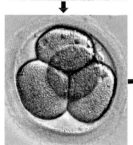

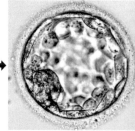

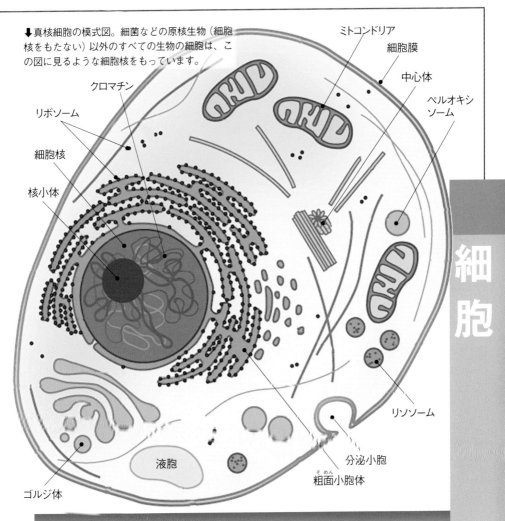

↓真核細胞の模式図。細菌などの原核生物（細胞核をもたない）以外のすべての生物の細胞は、この図に見るような細胞核をもっています。

ミトコンドリア

細胞膜

中心体

ペルオキシソーム

クロマチン

リボソーム

細胞核

核小体

リソソーム

分泌小胞

粗面小胞体

液胞

ゴルジ体

細胞

アポトーシス（細胞死）

　人体をつくっている細胞は自ら死ぬことがあり、アポトーシス（細胞死）と呼ばれます。これはその生物の状態をよりよく保つために、不要あるいは異常な細胞を自殺させるプログラムがはたらくことによって起こります。右写真は、アポトーシスにより細胞核が断片化して死んだ細胞の例です。

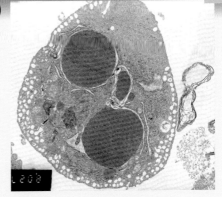

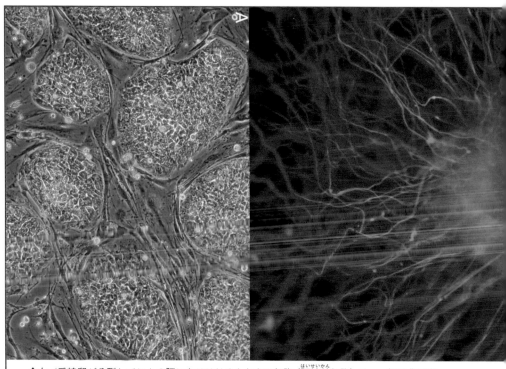

↑左／受精卵が分裂してヒトの胚になりはじめたときの細胞（胚性幹細胞）で、一般に"ES細胞"と呼ばれます。右／ES細胞から早くも脳などの中枢神経をつくるニューロン（神経細胞と神経突起の組み合わせ）が出現しています。

食物がなくても生きられる細胞

　細胞にはオートファジー（自食）という性質があり、必要に応じて自身（細胞）のたんぱく質を分解しています。このしくみは、細胞内にたんぱく質が過剰に蓄積したり異常なたんぱく質が生じたときにはたらきます。また栄養状態が悪くなったときにはたんぱく質をリサイクルし、細胞が生き続けられるようにします。

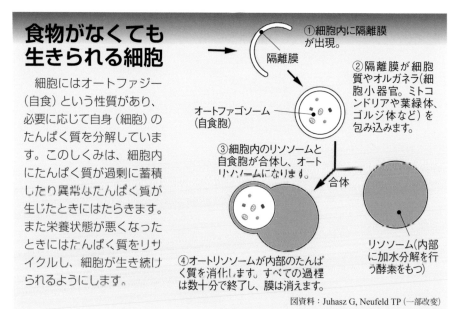

①細胞内に隔離膜が出現。

隔離膜

②隔離膜が細胞質やオルガネラ（細胞小器官。ミトコンドリアや葉緑体、ゴルジ体など）を包み込みます。

オートファゴソーム（自食胞）

③細胞内のリソソームと自食胞が合体し、オートリソソームになります。

合体

④オートリソソームが内部のたんぱく質を消化します。すべての過程は数十分で終了し、膜は消えます。

リソソーム（内部に加水分解を行う酵素をもつ）

図資料：Juhasz G, Neufeld TP（一部改変）

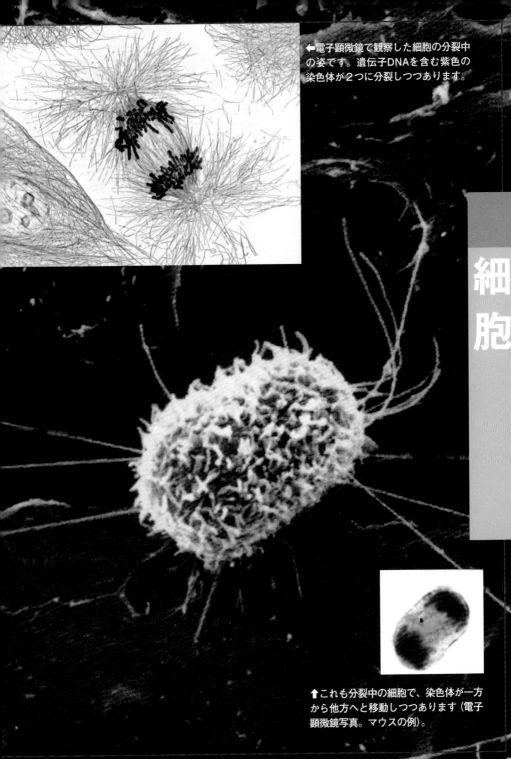

←電子顕微鏡で観察した細胞の分裂中の姿です。遺伝子DNAを含む紫色の染色体が２つに分裂しつつあります。

細胞

↑これも分裂中の細胞で、染色体が一方から他方へと移動しつつあります（電子顕微鏡写真。マウスの例）。

123

遺伝子とDNA 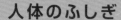 19

"あなたの体"をつくる巨大分子

　人間の姿形は似通っており、その内部構造やはたらきはきわめて複雑で心にもかかわらず、はば共通しいます。このような体の形や機能を決める"設計図"が、私たちの細胞ひとつひとつに含まれるDNAです。

　DNAは長さ約２mに達する鎖状の超巨大分子で、地球上のすべての生物（ウイルス以外）はこの分子に遺伝情報を託しています。人間もまたDNA上に約２万の遺伝子をもっています。

　ひとりの人間のDNAはどの細胞でもまったく同じです。にもかかわらずさまざまな種類と性質の細胞が存在するのは、細胞ごとにはたらく遺伝子の種類が異なるためです。

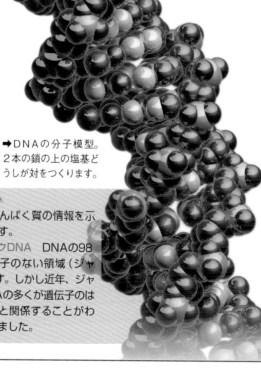

➡DNAの分子模型。２本の鎖の上の塩基どうしが対をつくります。

遺伝子とDNAの基本データ

★DNAの構造　糖の長い鎖に塩基が並び、２本でひとつのらせん構造をつくります。DNAの塩基は４種類しかありません。

★DNAの暗号　４種類の塩基の並び方による１次元（線状）の暗号です。１個の遺伝子は1個のたんぱく質の情報を示しています。

★ジャンクDNA　DNAの98％は遺伝子のない領域（ジャンク）です。しかし近年、ジャンクDNAの多くが遺伝子のはたらき方と関係することがわかってきました。

染色体

クロマチン（ヌクレオソームが凝集した状態）

細胞核

ヒストン

ヌクレオソーム（DNAがヒストンに巻きついた状態）

DNA

↑DNAはたんぱく質（ヒストン）に巻きついて染色体をつくり、直径わずか0.01mmの細胞核におさめられています。

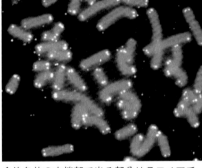

↑染色体の末端部で光る部分はテロメアです。これは細胞分裂ごとに短くなり、全部なくなると細胞はもはや分裂しません。

生物の "設計図" とは

　設計図というと全体像が描かれた絵柄のようなものが思い浮かびます。しかしDNAのどこにも生物の形や機能を示す情報はありません。では生物はどうやって形作られるのでしょうか？

　生物の細胞は、まわりの化学物質や隣接する細胞との信号のやりとり、それに遠方の細胞から分泌されるホルモンなどの分子に反応して、遺伝子のスイッチを入れたり切ったりします。このような個々の細胞のはたらきが巧妙で適切に組み合わさることによって、生物の形はつくられると考えられています。

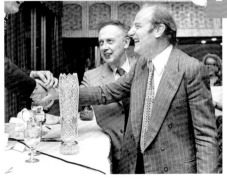

↑DNAの二重らせん構造を発見したフランシス・クリック（手前）とジェームズ・ワトソン。

遺伝子とDNA

125

84：TheGoose aPrisoner
84-85：細江道義
85：上・細江道義、中・Petr Novák, Wikipedia、
下・十里木トラリ
86：Ramóny Cajal（一部改変）
87：上・OpenStax College
88：上・Michael Hawke MD 、下・BruceBlaus
89：右上・十里木トラリ、左中＆下・OpenStax
College
90：十里木トラリ
91：上・Patrick J. Lynch、中・Creative Commons、
右下・Piotr Grzywocz
92：上・Kilbad、下・OpenStax College
93：BruceBlaus
94：上＆左右：OpenStax College、下右・
BruceBlaus
95：上・OpenStax College、中・Horoporo、下・
division, CSIRO
96：OpenStax College
97：上・Mikael Häggström、下・OpenStax
Colleg
98：下・OpenStax College
98-99：BruceBlaus
100：BruceBlaus
101：BruceBlaus、右下・Welleschik
102：下左・Christopher Walsh、下右・Body
Parts 3 D/Anatomography
103：細江道義
104：上・Hellerhoff、中左＆下左・十里木トラリ、
中右＆下中・BruceBlaus
105：左上・BruceBlaus、左下・十里木トラリ、
右・Dr. Johannes Sobotta
106：BruceBlaus

107：上・RSatUSZ、中・BruceBlaus、下・
OpenStax College
108：OpenStax College
109：上・Lord of Konrad、下・OpenStax College
110：ぐみ沢朱里
111：上・BruceBlaus、下左・OpenStax College、
下右・ぐみ沢朱里
112：上左＆中＆下・OpenStax College、上右・
ぐみ沢朱里
113：BruceBlaus
114：上＆中＆下右・ぐみ沢朱里、下左・
OpenStax College
115：上左・OpenStax College、上右・Patrick
J. Lynch、下・ぐみ沢朱里
116：上・ぐみ沢朱里、中・、下・Xenzo
117：上・Ed Uthman、中・ぐみ沢朱里、下・
Ekem, RWJMS IVF Laboratory
118：上・OpenStax College、下・BruceBlaus
119：上・BruceBlaus、中・Ed Uthman、下・
Mikael Häggström
120：上・BruceBlaus、下3点・NinaSes
121：上・OpenStax College、下・Ltumanovskaya
V. Nagibin
122：上・Nissim Benvenisty、下・Juhasz G,
Neufeld TP（一部改変）
123：上・National Heart, Lung, and Blood
Institute, National Institutes of Health
Nasser Rusan、下・National Cancer Institute
124：BruceBlaus
125：上・OpenStax、中・U.S.Dept.of Energy
Human Genome Program 、下・Marjorie McCarty

おもな参考資料

・Gray's Anatomy（Henry Gray, Anatomy of the Human Body,1918）
・Brehms Tierleben, Small Edition（1927）
　Tascabili di Anatomia（邦訳『解剖学アトラス』文光堂）
・Human Anatomy（邦訳『カラー人体解剖学』西村書店）
・Melloni's Illustrated Medical Dictionary（邦訳『メローニ図解医学辞典』南江堂）
・Essential Cell Biology（邦訳『Essential細胞生物学』南江堂）
・PROMETHEUS Atlas of Anatomy（邦訳『プロメテウス解剖学コアアトラス』医学書院）
・NEUROSCIENCE, Exploring the Brain, Williams & Wilkins
・OpenStax College, Anatomy and Physiology. OpenStax CNX.
・Web HISTROGY（http://plaza.umin.ac.jp/~web-hist/）
・Rauber-Kopsch解剖学（http://www.anatomy.med.keio.ac.jp/funatoka/Rauber-Kopsch）

● 執筆

矢沢 潔 *Kiyoshi Yazawa*

科学雑誌編集長などを経て1982年より科学情報グループ矢沢サイエンスオフィス㈱矢沢事務所）代表。内外の科学者、科学ジャーナリスト、編集者などをネットワーク化し30数年にわたり自然科学、エネルギー、科学哲学、経済学、医学（人間と動物）などに関する情報執筆活動を続ける。オクスフォード大学教授の理論物理学者ロジャー・ペンローズ、アポロ計画時のNASA長官トーマス・ペイン、宇宙大規模構造の発見者ハーバード大学のマーガレット・ゲラー、SF作家ロバート・フォワードなどを講演のため日本に招聘したり、火星の地球化を考察する「テラフォーミング研究会」を主宰し「テラフォーミングレポート」を発行したことも。編著書100冊あまり。これらの一部は10数ヵ国以中国、台湾、韓国で翻訳出版されている。

新海裕美子 *Yumiko Shinkai*

東北大学大学院理学研究科修了。1990年より矢沢サイエンスオフィス・スタッフ。科学の全分野とりわけ医学関連の調査・執筆・翻訳のほか各記事の科学的誤謬をチェック。共著に『人類が火星に移住する日』、『ヒッグス粒子と素粒子の世界』、『ノーベル賞の科学』（全4巻）、『薬は体に何をするか』、『宇宙はどのように誕生・進化したのか』（技術評論社）、『次元とはなにか』（ソフトバンククリエイティブ）、『この一冊でiPS細胞が全部わかる』（青春出版社）、『正しく知る放射能』、『よくわかる再生可能エネルギー』、図解シリーズ『確率と統計がよくわかる本』、『図解相対性理論と量子論』、『図解科学12の大理論』、『図解始まりの科学』（学研）、『山州数学の世界』、『図解科学の理論と定理と法則 決定版』（ワン・パブリッシング）など。

カバーデザイン ● **StudioBlade**（鈴木規之）
本文DTP作成 ● **Crazy Arrows**（曽根早苗）
イラスト・図版 ● 細江道義、高美恵子、ぐみ沢朱里、十里木トラリ、矢沢サイエンスオフィス

人体のふしぎ

2020年11月6日 第1刷発行

編 著 者 ● 矢沢サイエンスオフィス
発 行 人 ● 松井謙介
編 集 人 ● 長崎 有
企画編集 ● 早川聡子

発 行 所 ● 株式会社 ワン・パブリッシング
〒110-0005 東京都台東区上野3-24-6

印 刷 所 ● 大日本印刷株式会社
DTP製版 ● 株式会社グレン

[この本に関する各種お問い合わせ先]
・本の内容については、下記サイトのお問い合わせフォームよりお願いします。
　https://one-publishing.co.jp/contact/
・在庫については Tel 03-6854-3033（販売部直通）
・不良品（落丁、乱丁）については Tel 0570-092555
　業務センター 〒354-0045 埼玉県入間郡三芳町上富279-1

ワン・パブリッシングの書籍・雑誌についての新刊情報・詳細情報は、下記をご覧ください。
https://one-publishing.co.jp/

★本書は『人体のふしぎ』（2017年・学研プラス刊）を一部修正したものです。